Diagnostics différentiels des psychoses endogènes des troubles de la personnalité et des névroses

Cercle d'excellence sur les psychoses

Déjà paru

"**35 psychoses : La classification des psychoses endogènes de Karl Leonhard, synopsis et revue des travaux**" (2009) de Jack R Foucher, BOD, Paris.

En préparation

"**Classification des psychoses endogènes**" de Karl Leonhard, sortie prévue fin 2015.

> Traduction de la première partie du livre en allemand : "*Aufteilung der endogenen Psychosen und ihre differenzierte Atiologie*" (2003) de Karl Leonhard, Georg Thieme Verlag, 8. Auflage.

Le lecteur est invité à se référer au site web du cercle d'excellence sur les psychoses (CEP) pour les mises à jours, actualités, cas clinique et formations dédiés à une approche médicale des troubles psychotiques incluant cette classification.

http://www.cercle-d-excellence-psy.org/

http://www.cercle-d-excellence-psy.org/

Diagnostics différentiels des psychoses endogènes des troubles de la personnalité et des névroses

Karl Leonhard

Traduction par
Jack R Foucher
Julien Elowe
Fabrice Berna

Books on Demand GmbH
Paris, Norderstedt

FSC
www.fsc.org
MIXTE
Papier issu de sources responsables
Paper from responsible sources
FSC® C105338

Traduction de "*Differenzierte Diagnostik der Endogenen Psychosen, abnormen Persönlichkeitsstrukturen und neurotischen Entwicklungen*" (1991) de Karl Leonhard, Verlag Gesundheit GmbH, 4. Auflage

1. Auflage 1964
2. Auflage 1965
3. Auflage 1968
4. Auflage 1991

Edition : Books on Demand GmbH, 12/14 rond point des champs Elysées, 75008 Paris, France
Imprimé par Books on Demand GmbH , Norderstedt, Allemagne.
Dépôt légal : octobre 2014
ISBN : 978-2-3220-3850-3

PREFACE

La classification des psychoses endogènes issue de l'école de Wernicke, Kleist et Leonhard n'a été diffusée que de manière confidentielle en France, faute de traduction des ouvrages de référence. Pourtant cette école a contribué à l'enrichissement de nos connaissances actuelles, puisqu'elle est à l'origine entre autre des concepts de troubles de l'humeur unipolaires, de bipolarité et de psychoses cycloïdes. Malheureusement, la version que nous en avons conservée au travers des classifications internationales a abusivement simplifié les concepts d'origine. Ainsi l'école de Wernicke-Kleist-Leonhard a montré qu'il n'existe pas une seule forme de trouble bipolaire qui se déclinerait selon sa sévérité ou sa pondération en une composante maniaque ou dépressive, mais plusieurs entités cliniques qui se différencieraient par leurs symptômes et leurs évolutions respectives. A côté d'une psychose maniaco-dépressive qui s'apparenterait plutôt à un phénotype relativement pur de trouble bipolaire de l'humeur, cette école a décrit trois formes de psychoses cycloïdes, c.-à-d. des phénotypes psychotiques bipolaires de bon pronostic, ainsi que trois formes de schizophrénies non systématisées, qui représentent des phénotypes psychotiques bipolaires d'évolution défavorable à long terme. Les phénotypes unipolaires de trouble de l'humeur sont eux aussi décrits beaucoup plus en détail, permettant ainsi d'isoler une douzaine de phénotypes. Quant aux schizophrénies chroniques, dites systématisées, elles s'organisent en trois familles de quatre à six phénotypes. Ce système nosographique permet de classer environ 95% des patients psychotiques dans plus d'une trentaine de phénotypes distincts de psychoses endogènes, et les causes organiques se concentrent dans les 5% restants. Les dernières modifications de cette classification datent de 1968 ; ceci a permis de réaliser des études de reproductibilité test-retest à 30 ans qui attestent de l'excellente stabilité de ces phénotypes. Ces entités diagnostiques sont non seulement pertinentes du point de vue de leur stabilité dans le temps et de leur fiabilité inter-juge mais offrent également un cadre de référence précis et détaillé permettant de construire une recherche étiologique cohérente. Ainsi, si certains phénotypes semblent avoir une forte héritabilité homotypique, c.à.d. que le même phénotype est retrouvé avec une fréquence élevée dans la famille des sujets atteints, d'autres en revanche ne le sont pas, de sorte que les apparentés du premier degré ont un risque de présenter la même forme de psychose (ou une autre) équivalent à la population générale. A titre de comparaison, la CIM ou le DSM classent ces phénotypes de façon variable dans une des trois grandes entités très hétérogènes que sont les troubles bipolaires, schizo-affectifs ou schizophréniques en fonction de l'épisode, ou de l'apparenté atteint. La stabilité des diagnostics de ces classifications internationales est connu pour atteindre au mieux 75 à 80% pour les entités les plus stables et chuter à presque 50% pour les troubles schizo-affectifs.

L'intérêt clinique d'une telle classification est évident. Elle permet de préciser de façon fine les contours cliniques du type particulier de trouble psychotique présenté par le patient, son pronostic évolutif et de souligner que certaines formes présentent une réactivité thérapeutique particulière.

Comment parvenir à les distinguer ? Une seule solution, abandonner l'observation des signes cliniques que ces formes ont en commun et se focaliser sur ceux qui les différencient. Abandonner aussi l'idée qu'un signe clinique s'interprète isolément, alors qu'il n'est possible au contraire de déterminer le niveau de l'atteinte qu'en fonction de son agrégation avec d'autres signes. Ainsi une présentation catatonique peut être aussi bien la conséquence d'une atteinte de la psychomotricité, que d'une atteinte de la pensée ou de l'affect. Un symptôme unique peut donc s'observer dans différents phénotypes, et c'est l'agrégation de symptômes, dont certains doivent obligatoirement être présents, qui permet de faire un diagnostic reproductible.

Ce petit ouvrage a été rédigé par Karl Leonhard, qui a synthétisé cette classification et a pu réaliser les premières études chiffrées sur cette base. L'ouvrage a été publié quelques années avant sa mort et avait pour objectif d'offrir à ses contemporains une introduction à une pensée très différente de la vision kraepelinienne, bleulerienne ou de celle de l'école de Heidelberg. Cette vision est aujourd'hui bien plus éloignée encore de celle de la CIM ou du DSM. Face au problème de l'hétérogénéité des troubles psychotiques sur laquelle tout le monde s'accorde, il n'y a pas à notre sens de meilleure façon d'aborder le sujet dans son ensemble et c'est pourquoi les membres du Cercle d'Excellence sur les Psychoses (CEP) ont choisi de traduire cet ouvrage en priorité. Bien sûr, celui-ci est insuffisant pour permettre de comprendre les détails de cette classification. Il a néanmoins l'intérêt d'initier une réflexion diagnostique critique sur la base des informations cliniques essentielles sélectionnées par son auteur. Aussi, l'ouvrage de référence "Classification des psychoses endogènes" reste incontournable à cette fin ; une traduction est actuellement en cours et l'objectif est de proposer une publication vers la fin 2015. De même, nous souhaiterions pouvoir proposer une version mise à jour de l'ouvrage "35 psychoses", qui cherche à synthétiser les observations et découvertes fondées sur cette classification.

Certains signes cliniques mentionnés dans ce livre sont inconnus des psychiatres formés au DSM, à la CIM ou à la classification française. Aussi pour ceux qui voudraient utiliser cette classification dans leur pratique clinique, le CEP organise un symposium annuel et des formations validantes pour les internes. Les cours théoriques sont dispensés par e-learning et donc accessibles par internet. Ils sont complétés par des travaux pratiques vidéo et par une mise en pratique sur des cas cliniques personnels. Toutes les informations relatives à ces formations sont disponibles sur notre site internet : *http://www.cercle-d-excellence-psy.org*.

Une traduction préliminaire du présent ouvrage a été réalisée en 2007 par Bettina Eberth et Jack Foucher au titre de travaux préparatoires à la rédaction du livre "35 psychoses" (2009). Ce travail a servi de support à cette nouvelle traduction faite par Jack Foucher. Fabrice Berna et Julien Elowe en ont contrôlé les passages difficiles et corrigé le français. Il nous a paru important de ne pas totalement adhérer au texte d'origine pour rendre la lecture de ce petit livre plus fluide. Dans la mesure du possible, les notes que nous avons insérées visent à préciser certaines notions, puisque le sens de certains termes varie entre leur acception dans la psychiatrie moderne et celui qu'ils prennent sous la plume de Leonhard. Il nous faut remercier le Pr Gerald Stöber de l'Université de Würzburg pour son inlassable enseignement et Mme Barbara Bollmann, la nièce de Karl Leonhard pour son soutien à cette traduction.

Enfin, il nous reste à vous souhaiter une bonne lecture, en espérant que celle-ci stimulera votre intérêt et votre volonté de mettre cet instrument en pratique.

Jack R Foucher
Fabrice Berna
Julien Elowe

pour le Cercle d'Excellence sur les Psychoses

Karl Leonhard (1904-1988)

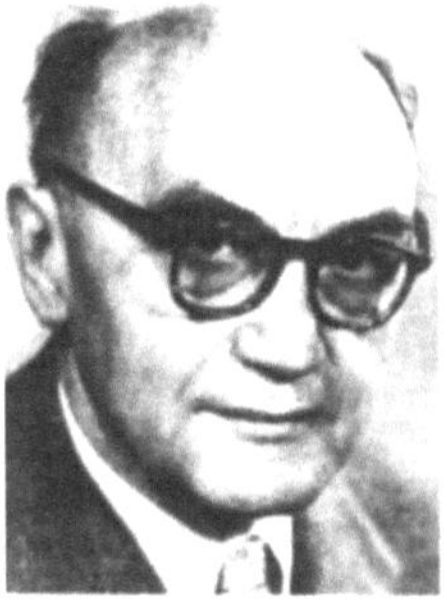

Karl Leonhard (1904-1988) est un psychiatre allemand. Sixième d'une famille de onze enfants, fils d'un pasteur protestant, il fait ses études de médecine à Erlangen, Berlin et Munich. Il les achève en 1928. Leonhard commence à travailler dans les hôpitaux psychiatriques d'Erlangen, puis un an plus tard au Gabersee, un hôpital qui accueille principalement des patients souffrant de troubles psychotiques chroniques. Inspiré par la psychopathologie différentielle de Carl Wernicke (1848-1905), il entreprend un premier travail de classification de ces formes chroniques de psychose. Son travail est remarqué par Karl Kleist (1879-1960), seul élève de Carl Wernicke, et motive ce dernier à lui proposer en 1936 un poste dans son équipe à Francfort-sur-le-Main.

Pendant la période du 3ème Reich, Leonhard participe avec les autres psychiatres de l'équipe de Kleist à soustraire des patients du programme d'euthanasie T-4. Il obtient un poste de professeur à Francfort en 1944 et invente avec Karl Kleist et Hedda Neele la distinction entre troubles unipolaire et bipolaire. Pour pouvoir prétendre à la direction d'un service universitaire, il lui faut quitter le service de Kleist. Il est en effet impossible de se faire nommer dans son université d'exercice en Allemagne. En 1954 il est nommé professeur à Erfurt, une ville qui se trouve alors dans la zone sous gouvernance soviétique. Puis en 1957, il devient directeur du département de psychiatrie à l'hôpital de la Charité lié à l'Université Humboldt de Berlin-Est. Désireux de revenir en Allemagne de l'Ouest dans les années soixante, il s'en voit refuser l'autorisation par les autorités est-allemandes. En compensation, on lui octroie de plus grands moyens pour ses travaux scientifiques. La classification des psychoses endogènes est achevée en 1968. Carlo Perris (1928-2000) et Jules Angst (1926-) sont venus à Berlin pour l'apprendre. Ils n'en ont rapporté que les concepts de bipolarité et de psychose cycloïde. Leonhard ne pourra voyager hors de l'Allemagne de l'Est qu'après sa retraite, et encore, non accompagné de sa famille.

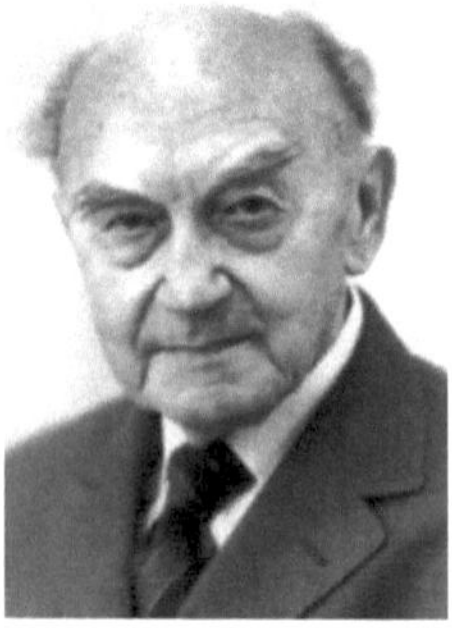

Equipe de traduction

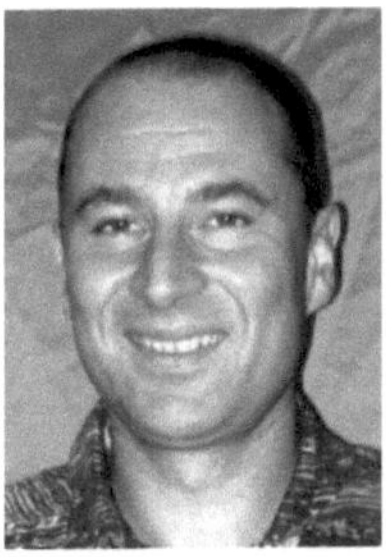

Le Dr Jack FOUCHER (M.D., Ph.D.) est neurologue et psychiatre, maître de conférence de l'université de Strasbourg et praticien hospitalier des Hôpitaux Universitaires. Il est membre du centre expert schizophrénie de Strasbourg et chercheur au sein de laboratoire Icube (UMR CNRS 7357). Ses travaux portent sur l'utilisation de l'imagerie pour la recherche de sous-groupes homogènes et l'optimisation des traitements pour les troubles psychotiques et les troubles de l'humeur.

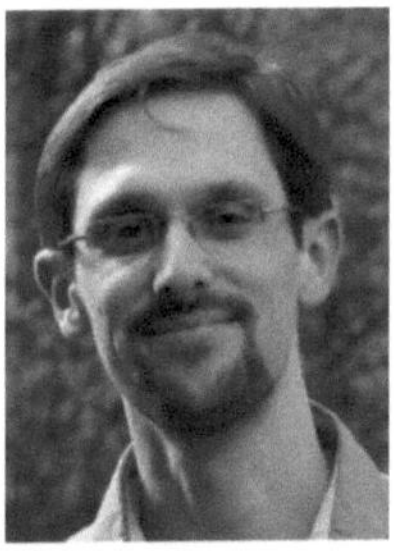

Le Dr Fabrice BERNA (M.D., Ph.D.) est psychiatre, Praticien Hospitalier dans le Pôle de Psychiatrie et Santé Mentale des Hôpitaux Universitaires de Strasbourg et en charge du Centre Expert Schizophrénie de Strasbourg. Il est également chercheur à l'unité INSERM U1114 et ses travaux portent sur les liens entre la mémoire autobiographique et l'identité personnelle dans la schizophrénie.

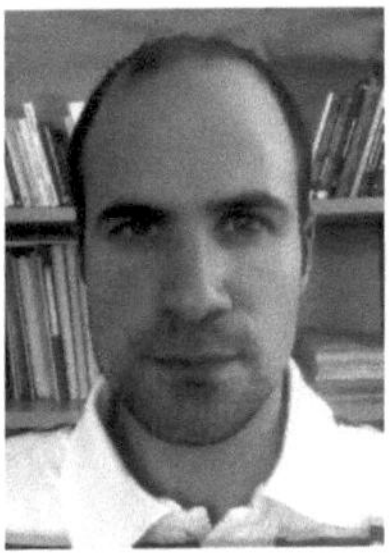

Le Dr Julien ELOWE (M.D.) est psychiatre, médecin associé au Centre Hospitalier Universitaire Vaudois (CHUV) à Lausanne (Suisse) et travaille à l'Hôpital psychiatrique de Prangins où il est responsable de l'unité de psychiatrie communautaire. Son activité est centrée sur l'identification, le traitement et l'intervention précoce dans les troubles psychotiques.

TABLE DES MATIERES

Préface I

Introduction 1

Les psychoses endogènes 3

- Les schizophrénies 4
  - Les schizophrénies systématisées 8
  - Les schizophrénies non systématisées 28
- Les psychoses cycloïdes 37
- La psychose maniaco-dépressive (PMD) 43
- La manie pure et la mélancolie pure 51
- Les dépressions pures et les euphories pures 52

Troubles de la personnalité 59

- Troubles de la personnalité et personnalités accentuées 60
- Les troubles des conduites sexuelles 70

Les processus psychiques paranoïaques et névrotiques 74

- Processus paranoïaque 76
- Névrose obsessionnelle 78
- La névrose de performance 83
- Névrose hypocondriaque 90
- Dépression névrotique, dépression réactionnelle, neurasthénie 95
- Réaction hystérique et névrose hystérique 96
- Présentation de la pathologie psychosomatique 101
- Névrose de l'enfant 102

Tableau des diagnostics différentiels 107

Index 113

INTRODUCTION

En psychiatrie, nous sommes confrontés à de grandes controverses. Il n'y a malheureusement pas de corpus scientifique homogène qui soit soutenu par une majorité. Ceci est valable autant pour les psychoses endogènes que pour les névroses. Dans le domaine des maladies organiques, qui nous rapprochent de la neurologie, tout comme dans les psychoses symptomatiques que l'on peut rapporter à une origine corporelle, les désaccords ne portent que sur des détails et non sur des éléments fondamentaux. En revanche, dans le domaine des psychoses endogènes tout ou presque est contestable: il n'y a de consensus ni sur leur étiologie, ni sur leur symptomatologie à la phase d'état, ni sur leur évolution. On peut dire la même chose des névroses : il suffit simplement de penser d'un côté aux théories selon lesquelles les névroses remontent aux expériences de l'enfance, et de l'autre à celles qui mettent en avant des dispositions constitutionnelles. Dans le domaine des personnalités anormales, on peut encore avoir un consensus sur les formes les plus grossières mais ce n'est plus possible lorsque l'on considère les formes frontières - dans lesquelles on ne peut plus parler d'anomalie - et ce que j'appelle les personnalités accentuées et les traits de caractère accentués. Pourtant ces personnalités ou ces traits accentués sont justement importants lorsque l'on recherche des éléments en faveur d'une hypothèse constitutionnelle dans les névroses. A travers mes recherches, je crois pouvoir proposer dans les domaines psychiatriques susnommés, des catégories diagnostiques fiables. Elles n'ont pas qu'une importance théorique, car elles servent aussi à l'évaluation pratique de patients avec des conséquences pronostiques et thérapeutiques. Ainsi, dans les psychoses endogènes, la classification que je propose permet un pronostic plus fiable et une adaptation du traitement en fonction des types évolutifs qui leur sont associés. Pour les névroses, la thérapeutique la plus appropriée découle directement du diagnostic différentiel. Je partage les connaissances que j'ai acquises sur ces sujets avec mes étudiants. Cet ouvrage vise à offrir à mes collègues éloignés[1], une vue d'ensemble condensée des résultats de mes travaux déjà exposés dans mes monographies : "Classification des psychoses endogènes[1]", "Névrose et personnalités de l'enfant[2]" et mon travail en collaboration "Thérapies individuelles des névroses[3]".

---

[1] A l'époque ou Leonhard écrit ce livre, il est encore enfermé derrière le mur de Berlin, coupé des grands courant internationaux qu'il n'a pu influencer qu'indirectement par l'intermédiaire des psychiatres venus apprendre à ses côtés comme Angst et Perris (NdT).

1 "*Aufteilung der endogenen Psychosen*" 6ème édition (1986), Akademie-Verlag, Berlin.
2 "*Kindemeurosen et Kinderpersonlichkeiten*" 3ème édition (1967), VEB Verlag Volk und Gesundheit, Berlin.
3 "*Individualtherapie der Neurosen*" 3ème édition (1981) Georg Thieme, Leipzig und Gustav Fischer, Stuttgart-New York.

LES PSYCHOSES ENDOGENES

L'histoire moderne des psychoses endogènes a commencé en Allemagne avec Kraepelin. Ce dernier, suivant en partie Kahlbaum, a séparé le groupe des démences précoces de la folie maniaco-dépressive. Ses idées se sont répandues dans le monde entier de la même façon que celles des Français Esquirol, Magnan et Pinel l'avaient fait avant elles. Kraepelin avait bâti sa classification sur une base avant tout pronostique. Ainsi, il voyait dans les démences précoces une psychose endogène progressive se terminant par un état déficitaire, alors que la folie maniaco-dépressive avait une évolution phasique avec des périodes de rémission. Sous l'influence de Bleuler, le nom de démence précoce a été remplacé par celui de schizophrénie, mais surtout, ce groupe de maladies est devenu très étendu, réduisant d'autant celui de la folie maniaco-dépressive. La conséquence a été que beaucoup de patients que l'on considérait comme schizophrènes guérissaient, enterrant de facto le principe pronostique de Kraepelin. Cela entraîna la remise en cause de la validité de cette dichotomie, puisqu'on ne pouvait plus en tracer la frontière à partir de la symptomatologie.

En Allemagne, les idées de Kraepelin sur les psychoses endogènes avaient été rejetées par Wernicke. Ce dernier avait proposé une classification bien plus différenciée en un grand nombre de tableaux cliniques, qui ne prenait pas en compte le pronostic[2]. Peu l'ont suivi, en dehors de Kleist. Ce dernier a poursuivi ces travaux en essayant de prendre en compte à la fois le principe pronostique de Kraepelin et la séparation *étiologique* des psychoses, afin de trouver à partir des tableaux cliniques de Wernicke des formes de maladies endogènes, qui n'étaient donc plus caractérisées uniquement par leurs symptômes, mais aussi par leur évolution et leur tableau clinique terminal. De cette façon, des formes indépendantes de psychoses endogènes ont été créées, parmi lesquelles le groupe des schizophrénies se restreignaient aux formes dont le pronostic était défavorable. Plus tard, Kleist différencia encore des formes particulières au sein-même du groupe des schizophrénies et des folies maniaco-dépressives. Il se fonda sur Wernicke mais aussi sur Kraepelin, même s'il ne voyait dans cette dichotomie que des regroupements grossiers. En même temps, il a cherché à décrire des tableaux cliniques précis et avant tout leur

[2] Cela ressemble à l'approche transversale de nos classifications internationales, qui n'incorporent pas non plus d'approche longitudinale. Autrement dit, Wernicke ne portait que des diagnostics d'épisodes, comme nous le faisons avec la CIM ou le DSM (NdT).

évolution terminale. Pour les formes déficitaires de schizophrénies, j'ai conduit ma propre recherche qui m'a amené à suivre en partie Kraepelin. Mais pour saisir les psychoses endogènes dans leur ensemble, la classification que je propose repose beaucoup plus sur les idées de Wernicke et de Kleist.

Les schizophrénies

Les psychoses que l'on réunit sous le terme de schizophrénie comprennent deux groupes fondamentalement différents. On distingue d'un côté les schizophrénies systématisées, qui se rapprochent le plus du concept de démence précoce. Il s'agit d'un groupe se manifestant par une symptomatologie clinique clairement définie[3] et une évolution typique. Aussi, j'ai fait l'hypothèse qu'elles reposent sur la dégénérescence d'un système cérébral déterminé, comme les "maladies de système" en neurologie[4], p. ex. la sclérose latérale amyotrophique. Leur évolution lente et progressive est compatible avec cette idée. A l'inverse, les schizophrénies non-systématisées présentent une gamme symptomatologique plus large et des tableaux cliniques moins précis. En règle, elles n'évoluent pas sournoisement, comme les formes dégénératives, mais par poussées aiguës. Peut-être leur physiopathologie met-elle en jeu des processus ayant des effets toxiques sur le cerveau. Mais jusqu'à présent, nous n'avons pas pu faire de constatation concrète à ce sujet. Les résultats des études anatomo-pathologiques sont contradictoires. Il est vraisemblable qu'il existe une perte cellulaire diffuse au niveau cérébral. Si aucune anomalie grossière ne peut être constatée, alors je ferais l'hypothèse que ces patients présentent une atteinte de systèmes servant des fonctions psychiques de haut niveau pouvant exercer des effets variés sur les autres régions. Si ce système s'étend à l'ensemble du cerveau, son atteinte n'entraînera pas de manifestation localisée. Une

---

3 Ne présentant pas de variations, c'est un tableau monomorphe n'évoluant pas, sauf au début dans la phase qu'il appelle phase processuelle (NdT).

4 Aujourd'hui, on parle habituellement de maladie de système pour définir les pathologies atteignant un tissu (sarcoïdose, lupus, Syndrome de Gougerot-Sjögren...). Il y a 20 ans, ce terme était utilisé en neurologie pour parler de maladies dégénératives qui n'atteignaient qu'un système spécifique : le système extrapyramidal pour la maladie de Parkinson ou le système pyramidal avec la sclérose latérale amyotrophique (ou maladie de Charcot). Cette notion est restée dans le nom de l'atrophie multi-systématisée, une pathologie dégénérative qui atteint à la fois le système extrapyramidal et le système cérébelleux. La notion de schizophrénies systématisées et non-systématisées n'a donc rien à voir avec le sens que prend ce terme en psychiatrie française dans la classification des délires (NdT).

perte cellulaire ou une perte en fibres distribuée de façon aussi diffuse serait difficilement détectable. Quoi qu'il en soit, les états terminaux des schizophrénies sont caractérisés par des symptômes déficitaires tellement nets, que la présence de modifications cérébrales ne fait aucun doute, même si les techniques d'investigation actuelles ne permettent pas de les mettre en évidence de façon certaine. Le déficit schizophrénique est aussi incurable qu'une lésion organique, les succès thérapeutiques dans les schizophrénies ne sont réels que sur les états aigus, pas sur les états terminaux. Le seul effet que l'on peut avoir sur l'aspect déficitaire ne porte que sur "l'infrastructure psychique", c'est-à-dire sur les manifestations qui ne sont pas causées par la maladie elle-même, mais qui sont liées à l'absence de stimulation intellectuelle consécutive du manque d'occupation. Les patients peuvent alors prendre des habitudes légèrement asociales qui ne dérivent pas de la maladie elle-même.

On sait que l'hérédité joue un rôle dans les schizophrénies, mais on n'a pas réussi à détecter le type de transmission héréditaire. A mon sens, le problème vient du fait que l'on a toujours recherché un mode de transmission pour le groupe des schizophrénies dans son ensemble, alors qu'on ne devrait l'étudier que sur des formes particulières, qui peuvent avoir une unité propre. D'après une étude, la charge héréditaire des schizophrénies systématisées est beaucoup plus faible que celle des schizophrénies non-systématisées. C'est donc dans les évolutions les moins défavorables que l'on trouve la charge héréditaire la plus élevée. Mais même dans les formes héréditaires, les études épidémiologiques et les études de jumeaux que nous avons conduites montrent que tous les individus ne présenteront pas de psychose. D'autres facteurs que nous évoquerons entrent donc en jeu.

Le fait de savoir s'il s'agit d'une forme systématisée ou non-systématisée peut souvent être déterminé dès le début de la pathologie. Alors que les formes systématisées ont un début insidieux, les formes non-systématisées ont généralement un début aigu. Le diagnostic du phénotype précis est en revanche difficile à assurer au début. En effet, dans cette phase, on retrouve de nombreux symptômes non spécifiques en plus des symptômes typiques, qui indiquent juste qu'un trouble psychique a débuté. On a largement surestimé l'importance de ces symptômes présents à l'entrée dans la pathologie et cru qu'ils étaient caractéristiques de la schizophrénie. Mais adopter une telle approche nous a fait prendre de nombreuses psychoses guérissables pour des schizophrénies, parce qu'elles présentaient des symptômes similaires.

Dans les schizophrénies débutantes, on trouve fréquemment une perplexité qui s'accompagne d'une tendance aux idées de référence et aux idées délirantes à mécanisme interprétatif. Ce sont les processus par lesquels l'environnement est appréhendé de manière erronée. Des événements bénins prennent une signification anormale et ont une relation particulière avec le patient. Pourtant lorsqu'il existe une importante inhibition de la pensée, ou une peur considérable, on peut aussi observer un syndrome de référence et un syndrome interprétatif mais qui n'a rien de schizophrénique, comme nous allons le voir dans les psychoses cycloïdes. Avec l'anxiété et la perplexité, les idées peuvent aller plus loin, comme la conviction d'un avenir funeste. Cela peut prendre la forme d'un vécu de catastrophe imminente ou de fin du monde. On croyait autrefois que celles-ci étaient caractéristiques d'une schizophrénie débutante, en réalité, on les observe aussi dans les psychoses cycloïdes, où elles sont même plus fréquentes que dans les schizophrénies. Pour d'autres symptômes, également réputés schizophréniques, il faut établir précisément leur nature et la manière dont ils émergent avant de porter un diagnostic. Ceci est valable pour le syndrome d'influence, le vol de la pensée, l'insertion de pensée ou la sensation d'être hypnotisé. Lors de l'entretien, il ne faut pas apporter ces concepts aux patients, au risque qu'ils croient alors que les changements qu'ils ont remarqués en eux, soient désignés de cette façon par le corps médical. Ainsi peuvent-ils répondre par l'affirmative, alors qu'ils voulaient signifier tout autre chose que ce que le médecin entendait par sa question. La même erreur peut survenir lorsqu'on interroge le patient sur la présence de voix, un symptôme tellement fréquent dans les psychoses endogènes. On se contente souvent d'une réponse affirmative, sans rechercher plus précisément ce que vit le patient. Peut-être a-t-il à l'esprit des hallucinations intrapsychiques [5], qui n'ont pas la même valeur séméiologique que de véritables hallucinations. Mais même si le patient pense réellement avoir entendu un cri provenant du dehors, on n'est pas non plus en face d'un symptôme spécifiquement schizophrénique ; là encore, il peut aussi s'observer dans les psychoses cycloïdes ou dans certaines formes de dépression. Ainsi, certains symptômes, dont des symptômes aigus classiquement considérés comme schizophréniques, sont en fait aspécifiques. A l'inverse, dans les schizophrénies systématisées, les symptômes psychotiques aspécifiques de la phase processuelle peuvent être absents. Dans ces formes, les symptômes qui constituent l'état terminal progressent de façon insidieuse. Les symptômes initiaux sont alors tellement discrets que les patients n'ont un premier contact avec la psychiatrie que des mois ou des années après le début des troubles. Si la forme systématisée stoppe sa progression avant d'atteindre son état

[5] *Innere Stimmen* : littéralement des "voix intérieures" (NdT).

terminal classique, le patient peut très bien n'avoir jamais de contact avec la psychiatrie et être seulement découvert de façon fortuite. On parle alors de "schizophrénie latente[6]". Mais lorsque les schizophrénies systématisées évoluent jusqu'à leur terme, le déficit est suffisamment important pour nécessiter une hospitalisation au long cours. En conséquence, on trouve majoritairement des patients appartenant au groupe des schizophrénies systématisées dans les établissements psychiatriques dédiés aux soins de longue durée, alors que les hôpitaux ayant principalement des cas aigus ont surtout des patients appartenant au groupe des schizophrénies non-systématisées[7].

Si on devait indiquer des symptômes communs à toutes les schizophrénies, on devrait mettre en avant l'aplatissement des affects - dont l'étendue est variable - et les troubles du cours de la pensée, qui sont à l'origine d'une baisse de rendement cognitif et/ou d'un défaut de cohérence logique. La baisse de rendement pourrait être sous-tendue par une réduction de la motivation à produire un effort cognitif[8]. Le trouble de la cohérence correspondrait à ce que certains appellent un *trouble de la pensée formelle* qui, bien que l'effort puisse être produit, ne va pas aboutir ou va échouer en raison des digressions du cours de la pensée.

Sur le plan de leur constitution physique, les patients schizophrènes sont surtout leptosomes, mais les exceptions sont nombreuses. Celles-ci sont surtout fréquentes dans les paraphrénies systématisées et non-systématisées, où l'on trouve beaucoup de sujets pycniques.

Sur le plan thérapeutique, les différences entre les schizophrénies systématisées et non-systématisées sont également très marquées. Les

---

[6] Aujourd'hui on parlerait essentiellement de trouble de la personnalité du cluster A : paranoïde, schizoïde, et schizotypique surtout. Mais certaines des schizophrénies systématisées décrites par Leonhard ne remplissent pas les critères du DSM pour une schizophrénie. Elles seraient sans doute classées dans les mêmes troubles de la personnalité. La CIM en revanche admet encore le diagnostic de schizophrénie simple qui peut s'y appliquer (NdT).

[7] En Allemagne, l'organisation des soins en psychiatrie est différente, même s'il existe une forme de sectorisation. Les patients aigus sont hospitalisés dans des hôpitaux psychiatriques dédiés avec des moyens de réinsertion importants (*Kliniken*). Mais lorsque le patient présente un déficit qui nécessite une hospitalisation chronique, ce sont d'autres hôpitaux qui les prennent en charge, qui correspondraient plus à nos centres de long séjour (*Städt. Hospital*). Leonhard a commencé sa carrière dans un de ces hôpitaux où il a débuté son travail sur ce qui deviendra les schizophrénies systématisées (NdT).

[8] *Denkantrieb* : on peut comprendre ce mot de deux façons, soit comme un défaut d'impulsion (*drive*), de la pensée, comme nous l'avons retenu dans le texte, soit comme un défaut d'entraînement de la pensée. L'utilisation préférentielle par Leonhard est celle qui a été choisie, mais la traduction laisse planer un doute (NdT).

premières sont résistantes à tous les traitements de nature somatique. Si parfois les patients paraissent plus accessibles sous traitement, c'est parce qu'ils en retirent un bien-être. Dans les formes non systématisées au contraire, les traitements somatiques, particulièrement l'électroconvulsivothérapie et la pharmacothérapie, parviennent souvent à en abréger les poussées. Dans ce cas, comme l'intensité du déficit semble proportionnelle à la durée des phases aiguës, on peut espérer parvenir à en réduire la vitesse d'installation.

Les schizophrénies systématisées

Les schizophrénies systématisées sont séparées en paraphrénies, hébéphrénies et catatonies. Dans les paraphrénies, le tableau est dominé par les idées délirantes et les hallucinations, dans les hébéphrénies par l'aplatissement de l'affect, dans les catatonies par l'adynamisme[9], c.-à-d. une atteinte de la psychomotricité. Avec ces définitions, certaines hébéphrénies se présentent sous la forme de ce que Bleuler a appelé les *Dementia simplex*[10]. Certains considèrent l'hébéphrénie moins comme un tableau clinique particulier que comme la forme à début précoce de la schizophrénie. Pourtant les catatonies ont aussi un début précoce. En fait, les hébéphrénies et les catatonies débutent véritablement tôt, souvent juste après la puberté, et la majorité a débuté avant la fin de la 3ème décennie. Un début plus tardif reste néanmoins possible. En revanche, les paraphrénies commencent rarement avant 25 ans et en moyenne les premiers symptômes se manifestent autour de la 30ème année. Mais il y a aussi des formes de paraphrénies plus tardives qui ne débutent qu'après 50 ans voire au-delà. Comme Kraepelin avait utilisé l'expression trompeuse de *Dementia "praecox"*, on évite parfois de parler de schizophrénies devant des formes aussi tardives. Pourtant elles correspondent parfaitement aux différents tableaux caractéristiques des schizophrénies, de sorte qu'il n'y a pas de doute quant à leur appartenance.

Les schizophrénies systématisées se présentent sous forme simple ou sous

---

[9] *Willensstörungen* : troubles de la volition, un terme utilisé par les psychiatres allemands pour couvrir la même notion que "*Antriebsblockade*" : un blocage des mécanismes d'entrainement, qui en est la forme extrême (*drive deficit*). Il s'agit d'un déficit de ce qui pousse à agir (NdT).

[10] Un tableau retenu sous l'appellation de schizophrénie simple par la CIM-10. Le DSM-IV avait la notion de trouble détérioratif simple à titre de critères de recherche, mais ceci a été totalement abandonné dans la version 5. Ces formes débutent assez tôt et sont rangées dans les troubles de la personnalité (NdT).

forme combinée de même que les syndromes d'amyotrophie spinale et de paraplégie spastique peuvent se combiner dans la clinique de la sclérose latérale amyotrophique. Ces combinaisons de syndrome s'observent à l'identique dans les schizophrénies systématisées à l'intérieur des trois familles. Il ne faut pas voir dans ces combinaisons une simple addition de syndromes car ils modifient mutuellement leur expression. Ce niveau de détail dépasse le cadre de cet ouvrage, et nous nous contenterons d'étudier les tableaux cliniques des formes simples[11]. Celui qui voudrait embrasser la diversité de ces formes de schizophrénies devra se rapporter à l'ouvrage de référence[12]. Les descriptions qui suivent correspondent aux tableaux tels qu'ils se présentent en phase terminale déficitaire. Pour les besoins de l'exposé, les exemples qui seront présentés sont sévères parce qu'ils permettent de mieux appréhender la symptomatologie. Mais dans la phase débutante, chaque symptôme pris séparément est peu marqué. De plus, au cours de cette phase processuelle, le syndrome qui s'installe est brouillé par tout un ensemble de symptômes aspécifiques.

Les paraphrénies systématisées

On retrouve un trouble de la pensée caractéristique dans toutes les formes de paraphrénie systématisée. Mais c'est dans la ***paraphrénie incohérente*** que la manifestation de ce trouble est la plus sévère. C'est pourquoi les phénomènes hallucinatoires sont les plus sévères dans cette forme. Deux formes de trouble du cours de la pensée sont caractéristiques de la paraphrénie incohérente : a) des idées incongrues qui viennent s'insérer dans le cours de la pensée, parfois sous la forme de contaminations, et b) de fréquents déraillements, c.à.d. une incohérence. Parfois on arrive à reconnaître une réponse correcte dans la production de ces patients mais celle-ci est mêlée avec d'autres idées sans rapport avec la question ; parfois la réponse n'a aucun sens.

La conversation suivante donne une idée de la sévérité du trouble du cours de la pensée dans la paraphrénie incohérente :

> (Depuis combien de temps êtes-vous dans cet établissement ?) Je ne sais pas, 3 ans, auparavant, j'étais recrutée dans la rue, j'ai été arrêtée en civil par le SAMU social. (Depuis combien de temps êtes-vous dans cet établissement ?) Peine de prison. Dans une prison cachée c'est ce que j'ai toujours dit. (Où est-ce que vous êtes ici ?) Dans un bâtiment d'état Allemand (Est-ce

---

[11] Elles forment environ 2/3 des schizophrénies systématisées et même lorsqu'il y a combinaison, il est fréquent de pouvoir reconnaitre une forme simple dominante (NdT).

[12] "*Aufteilung der endogenen Psychosen*" 6ème édition (1986), Akademie-Verlag, Berlin.

> qu'on vous a punie ?) La punition suffit si on entend autant de voix (Qu'est-ce que vous entendez ?) Quand on s'exprime, je n'ai pas de preuves solides (Qu'est-ce que les voix vous disent ?) Je n'entends rien maintenant. (Est-ce que vous êtes poursuivie ?) On veut m'utiliser.

Voici les réponses de la même patiente aux questions du test psychique expérimental :

> (La différence entre une caisse et un panier ?) Un panier c'est quelque chose qui crée du travail, une caisse ça dépend de laquelle vous parlez. Une caisse c'est une expédition. (La différence entre un arbre et un buisson ?) Un arbre est un être humain qui ne se décompose pas, par exemple un arbre d'ombrage n'est pas un arbre du Reichstag, c'est un compagnon de voyage. (La différence entre un enfant et un nain ?) Je ne sais pas, on ne peut rien faire à un enfant même s'il montre autant de pouvoir puisque les lois sont telles que si l'enfant n'a pas atteint l'âge de 15 ans, on ne peut rien faire, ça c'est la différence entre un arbre et un nain. (Une pomme ne tombe jamais très loin de l'arbre ?) Je ne l'ai encore jamais utilisé pour moi, est-ce que ça se prononce bien ou mal ? (Formulez une phrase avec les mots chasseurs, lièvre et champ ?) Je ne suis pas poétesse, mais je n'ai pas ça, puisque je suis en relation avec le lièvre ou avec le chasseur. Ça c'est bien deux choses ça, c'est membre du Reichstag, lièvre, ça c'est bien. Normalement on avait maintenant la chasse contre les lièvres, lièvres de la cage.

Entre leurs réponses, les patients atteints de paraphrénie incohérente parlent fréquemment à leurs hallucinations. Ils bougent les lèvres en se parlant à eux-mêmes à voix basse, ils soliloquent et semblent distraits. Dans ce qu'ils disent, souvent on ne sait pas s'ils répondent à la question qui leur a été adressée ou s'ils répondent à une hallucination. De temps en temps, les hallucinations se manifestent de façon plus évidente, par exemple lorsque les patients s'agitent et insultent leurs voix. La plupart du temps, il s'agit d'hallucinations acoustico-verbales. Le patient peut parfois dire qu'il entend des voix et les préciser, mais cela n'est plus possible lorsque les troubles de la pensée sont très importants. Parfois on peut trouver dans quelques propos, que certains patients semblent avoir des idées de grandeur au stade terminal de la pathologie. Les relations affectives sont fortement diminuées, mais cela semble essentiellement lié au trouble du cours de la pensée et à la distraction qu'opèrent les hallucinations. La plupart du temps les malades vivent dans leur monde intérieur, pour leurs hallucinations. On peut retrouver des signes catatoniques dans leurs attitudes et leurs mouvements, mais par contre pas dans leurs expressions faciales.

La deuxième forme, la ***paraphrénie fantastique*** est caractérisée par un plus grand nombre de symptômes : trouble de la pensée, idées absurdes, erreurs de reconnaissance des personnes, idées de grandeur et hallucinations multimodales. Le caractère fantastique se manifeste dans le type d'idées délirantes et dans le type d'hallucinations qu'on y observe.

Les idées absurdes sont sous-tendues par les troubles du cours de la pensée et du jugement et vont jusqu'à l'impossibilité physique.

> Les malades prétendent par exemple qu'ils ont rencontré récemment leur père décédé; qu'après la mort ils vivront sous la forme de chat ou de chien, qu'un homme se serait tout simplement transformé, un Dr X serait devenu Mlle H par une transmutation des glandes; que Mackensen[13] et le pape Pie XII seraient les mêmes personnes; que le soleil, la lune et les étoiles seraient maintenus dans le ciel grâce à un appareil; que ces derniers temps plusieurs autres terres se seraient formées; que Mr "Jésus Nicolas" sera crucifié et ressuscitera chaque année.

Les erreurs de reconnaissance des personnes sont une forme particulière d'idées absurdes, qui intègrent la tonalité fantastique puisque les malades prétendent que les autres patients, les soignants et les médecins sont des personnages célèbres, actuels ou historiques. Les idées fantastiques sont, par leur caractère disproportionné, également des idées de grandeur puisque le patient se dit millionnaire, roi voire Dieu.

Les hallucinations ont aussi cette coloration fantastique. Les patients rapportent souvent avoir vu ou entendu des manifestations de masse, une tuerie de masse dans des caves, des tortures de milliers de personnes sous terre etc... Ces hallucinations sont multimodales. Les hallucinations acoustico-verbales simples qui parlent au sujet du patient sont fréquentes. Les hallucinations visuelles, souvent à tonalité fantastique se manifestent majoritairement la nuit. Par exemple, une patiente rapporte avoir vu un tigre avec une couronne dorée s'approcher de son lit. Des hallucinations olfactives et gustatives s'observent également. Les hallucinations cénesthésiques très étranges sont quasi constantes. Voici des exemples de la façon dont elles sont rapportées :

> Un objet creux a été tiré dans le corps; une aiguille en platine a été piquée dans le corps; les os se ramollissent, surtout le pied droit; dans la tête il y a un sentiment d'être très vieux; quelqu'un a rapetissé leurs parties génitales; tout le corps a été tordu; la graisse corporelle s'en va avec le courant électrique; les parties cérébrales sont tirées ensembles etc...

Toutes ces hallucinations cénesthésiques étranges venant de l'intérieur du corps ne correspondent à rien de ce que peut vivre ou se représenter une

---

[13] August von Mackensen (1849-1945), était un maréchal allemand qui s'est illustré lors de la Première Guerre mondiale (NdT).

personne normale. Il semble s'agir d'un monde de sensations ou de vécus, qui s'ouvre à eux du fait de leur trouble psychiatrique. Nous retrouverons ces sensations somatiques insolites[14] dans la forme hypocondriaque.

Dans la paraphrénie fantastique, les hallucinations impliquent souvent plusieurs modalités sensorielles en même temps. Les patients décrivent de véritables scènes qu'ils semblent voir et entendre en même temps. Les hallucinations cénesthésiques peuvent être également combinées avec d'autres modalités hallucinatoires. Par exemple, quand un malade dit qu'au cours de la nuit, on lui a extrait le crâne et qu'on l'a remplacé par le crâne d'un mort. Dans ce cas, on retrouve des éléments visuels en plus des éléments cénesthésiques. La coloration fantastique des phénomènes hallucinatoires n'est pas toujours évidente. Les hallucinations acoustico-verbales pures en particulier peuvent être confondues avec celles observées dans d'autres formes. Mais la présence d'une tonalité fantastique est caractéristique de cette paraphrénie.

La pensée n'est pas grossièrement incohérente, ni globalement confuse. Mais les erreurs logiques sont fréquentes comme on peut le constater dans la conversation ou lors du test psychique expérimental. Ainsi, lorsqu'on laisse les patients raconter librement leur monde délirant, le fil de leur pensée n'est pas toujours facile à suivre. Il s'agit plus de contenus incompréhensibles que d'un trouble de la logique formelle. Sur le plan de l'affectivité, on retrouve un aplatissement qui rend impossible l'expression des émotions les plus profondes. Mais leur attitude reste bonne en général ; ils sont souvent vifs, éloquents et présentent fréquemment une bonne humeur superficielle qui peut de temps en temps se muer en agressivité passagère.

La troisième forme, la ***paraphrénie confabulatoire***, est encore plus impressionnante que la paraphrénie fantastique. Alors que dans cette dernière la coloration fantastique concerne chaque symptôme individuellement, les patients souffrant d'une paraphrénie confabulatoire racontent des histoires fantastiques qui se tiennent, en ce sens qu'elles forment une succession cohérente d'événements. Alors que dans la forme fantastique le trouble semble se trouver dans l'illogisme des processus idéatifs, dans la forme confabulatoire, par contre, les productions fantaisistes prennent le caractère de véritables souvenirs.

Ceci est illustré par le verbatim de la patiente qui suit

[14] *Grotesken Sensationen* : littéralement sensations grotesques, aberrantes (NdT).

> Il y a 6 semaines, on a eu un crash avec l'avion. La famille Löwenig nous a trouvés, et nous a soignés depuis. Sur le trajet, quand j'ai perdu mon mari, là où on nous a trouvés avec l'avion, un monsieur m'a proposé un emploi qui consistait à préparer des soupes pour 1 million de Marks par mois. Mais comme à la fin du mois on m'a fait à nouveau un procès, je n'ai pas reçu un seul centime. Tous les mariages que j'ai dû conclure pendant ce voyage, je ne peux même pas vous les raconter. Je n'ai pas les certificats de mariage sur moi, mais parmi mes maris, il y avait des princes et des rois. Les trois dernières semaines, j'étais avec des hommes qui disaient que si quelque chose ne leur plaisait pas chez les autres, ils leur arracheraient les yeux. J'ai vécu avec un ingénieur de l'état-major. Je suis restée couchée plusieurs semaines avec lui dans une "attrape de balle"[15] (Qu'est-ce que c'est qu'une "attrape de balle" ?) C'est un terrain d'exercice pour le régiment où on rattrape des balles qui sont tirées pour que personne ne soit blessé. On m'a amenée en Égypte dans un cimetière de bébés. Pendant une nuit je devais dormir avec un bébé comme garde d'honneur. Le médecin qui lave les momies a dit qu'il fallait que je reste à côté...

Alors que le contenu est fantastique, le discours des patients est généralement ordonné d'un point de vue formel. Même en dehors de ces histoires, on ne trouve pas de gros troubles de la logique. Néanmoins, les performances au cours du test psychique expérimental restent souvent assez faibles. L'atteinte limitée des processus idéatifs paraît d'autant plus étonnante que les confabulations contiennent la plupart du temps des idées de grandeur d'une ampleur démesurée. Par exemple, les patients racontent avoir parlé avec Dieu sur un pied d'égalité, voire parfois disent être Dieu. Ces patients sont généralement enjoués, en tout cas au moment où ils racontent leurs histoires, ce qui semble favoriser les idées de grandeur. Le trouble fondamental réside à l'évidence dans le fait que les rêves ainsi que d'autres produits de l'imagination ont perdu les caractéristiques qui les différencient normalement de la réalité.

Les hallucinations cénesthésiques bizarres que nous avons vues dans la forme fantastique sont, avec les hallucinations acoustico-verbales, au cœur de la ***<u>paraphrénie hypocondriaque</u>***. Il n'y a en revanche pas d'émergence d'idées absurdes telles que dans les formes fantastiques. Les sensations bizarres paraissent dès lors de façon encore plus saillante.

---

[15] Néologisme. En allemand de nouveaux mots peuvent être formés en accolant deux mots existants. Ce mécanisme est relativement peu usité en français. Les néologismes sont plutôt rares dans cette forme et correspondent alors à des néologismes techniques, c.à.d. destinées à dénommer un objet ou un concept nouveau, qui n'existe pas dans la langue et auquel le patient adhère. Il n'a pas la même valeur qu'un néologisme créé dans l'instant auquel le patient n'adhère pas et donc ne le réutilisera pas (NdT).

Voici un exemple du type de plaintes "hypocondriaques", c.à.d. somatiques, rapportées par ces patients :

> Un courant passe dans leur corps et leur soulève le bas ventre; on coupe de la viande de leurs mollets et on enfume leurs jambes; leur corps est maltraité, le système nerveux est transformé avec violence; quelqu'un travaille sur leur poumon droit; quelqu'un empêche la fermeture de l'urètre par un courant électrique; quelque chose pousse leur corps en avant et en arrière; leur poitrine est agrandie de temps en temps tandis que le reste du corps se rétrécit pour devenir une miniature; l'utérus était rempli pendant toute la nuit, la bas-ventre était "enfermé en hauteur"[16]; quelqu'un envoie des rayons sur leurs parties génitales et travaille sur leur moelle épinière; on enfonce des clous dans les bras et on pose des drains dans le corps; les yeux, les oreilles, le dos, la poitrine, les testicules, le larynx ont été calcinés; les orteils étaient complètement tirés l'un sur l'autre, comme si le pied était arraché de la jambe; les intestins sont enflammés à droite et à gauche, on tire sur leurs parties génitales; les yeux sont rendus plus petits et quelqu'un leur plie les os; quelqu'un leur sèche le cerveau et leur arrache la moelle épinière.

Ces propos sont tenus par des patients qui n'ont aucune tendance à un délire fantastique. Le seul élément délirant est l'explication que donnent ces patients à leurs hallucinations : des ennemis personnels avec des appareils. Si on leur retourne que cette explication n'est pas crédible, ils se réfèrent à l'expérience qu'ils ont de ces phénomènes, laquelle doit provenir de niveaux de perceptions inaccessibles aux personnes non malades, comme ceci a déjà été mentionné pour la forme fantastique. Tous les patients ne rapportent pas de descriptions aussi insolites. Certains tentent probablement de corriger ce qu'ils rapportent par le raisonnement et évitent de décrire leurs sensations de façon trop explicite. Par exemple, ils parlent de choses à l'intérieur qui les importune, les martyrise. Ainsi dans les phases précoces de la maladie, il est difficile d'obtenir du patient les descriptions biscornues classiques de ces phénomènes. Les patients les masquent souvent derrière l'allégation d'être influencés physiquement. Pour cette raison, les idées d'influence doivent toujours évoquer la possibilité d'une forme hypocondriaque de schizophrénie.

Le caractère hallucinatoire de ces sensations est renforcé par la présence d'hallucinations acoustico-verbales. Ces dernières, comme les hallucinations cénesthésiques sont ressenties comme horribles voire cruelles. Leur contenu est la plupart du temps désagréable, les insultes sont fréquentes. On peut également rencontrer des injonctions hallucinatoires. Les hallucinations réflexes ne sont pas rares dans la forme hypocondriaque. Il s'agit d'hallucinations déclenchées par des événements

---

[16] Néologisme (NdT).

extérieurs. Les voix peuvent émerger à partir d'un bruit de tuyauterie. Les sensations réflexes sont particulièrement fréquentes. Ainsi un malade ressentait un appareil travailler au niveau de son cou au moment où sa femme toussait. Un autre le ressentait au niveau du bas-ventre quand un soignant coupait du pain.

L'humeur des patients hypocondriaques est le plus souvent maussade, malheureuse. Ils se plaignent souvent, sont facilement mécontents. Il est impossible de déterminer si cette humeur maussade est secondaire à la souffrance que leur infligent leurs hallucinations, ou s'il s'agit d'un trouble primaire de l'humeur qui expliquerait la tonalité désagréable des hallucinations. Au niveau de leur pensée, les hypocondriaques semblent être déconcentrés. Il leur est difficile de fixer leur attention, mais en insistant un peu, ils donnent des réponses appropriées à tout ce qui leur est demandé. Ils répondent souvent correctement au test d'intelligence.

Le symptôme prédominant de la ***paraphrénie phonémique***[17] est l'hallucination acoustico-verbale. Le contenu des hallucinations est encore plus émotionnellement chargé que dans la forme hypocondriaque. Les voix parlent de préférence des problèmes les plus personnels, font allusion par exemple à des choses honteuses. En revanche, les hallucinations en elles-mêmes ne sont pas ressenties comme aussi désagréables que dans la forme hypocondriaque.

Voici quelques exemples de ce que ces patients peuvent rapporter :

> Derrière leur dos, il y a un chuchotement continu qui critique tout leur parcours de vie. - On lui reproche d'avoir une mauvaise vie, on l'appelle "tête en croix catholique", on sait tout de sa vie. On parle de leur vie sexuelle de façon insultante. - On lui crie : "Il ne doit pas manger tant qu'il n'a pas travaillé". "Son travail ne vaut rien". - On fouille dans ses pensées et après tout le monde les connaît. - On lui parle de façon grossière à travers la radio, "connard" est une injure souvent utilisée. Trois types l'insultent en lui disant "porc" et d'autres insultes du même genre, puis ils s'injurient mutuellement. On lui reproche de s'être comporté honteusement pendant la guerre etc...

Parfois les malades disent que leurs propres pensées sont répétées par les voix, ce que l'on nomme l'écho de la pensée. Il n'est pas rare que les patients aient des hallucinations / illusions visuelles brèves comme des ombres par exemple, qui passent rapidement devant la fenêtre, des visages

---

[17] *Phoneme* : qu'on pourrait traduire par phonème est le terme qu'utilise Leonhard pour désigner des hallucinations acoustico-verbales dont le sens peut être compris par le sujet (NdT).

dans les arbres. Ces hallucinations ne jouent pas de rôle important. Les hallucinations cénesthésiques caractéristiques de la forme hypocondriaques sont totalement absentes dans la forme phonémique. La pensée manque de clarté, semble un peu floue, que ce soit au cours d'une simple conversation ou lors du test psychique expérimental. Néanmoins, la compréhension des faits concrets n'est pas altérée. Ces patients ne présentent quasiment aucun trouble du comportement. Leur état émotionnel est équilibré, l'aplatissement des affects est faible. Certains peuvent même poursuivre leur profession malgré leurs nombreuses voix car ils finissent par s'en accommoder avec le temps.

La sixième et dernière forme, la ***paraphrénie expansive***[18] est caractérisée par des idées de grandeur et un trouble évident de la pensée formelle[19]. Le contenu du délire de grandeur reste généralement plus modeste que dans les formes fantastiques ou confabulatoires. Mais contrairement à ces dernières, il est nettement plus extériorisé. Dans les paraphrénies fantastiques et confabulatoires, les patients ne font que parler de leur grandeur, tandis que dans la paraphrénie expansive, ils essayent de la vivre. Ainsi, ces patients cherchent à adopter le comportement d'un homme ou d'une femme de haut rang. Ils marchent de façon solennelle, ils saluent majestueusement et ils parlent de façon précieuse, snob, exagérée ; ils utilisent un ton autoritaire, ils refusent de se mêler aux autres patients qu'ils considèrent comme ordinaires. Ils ont tendance à écrire des ordres, des messages secrets ou des codes chiffrés sur de petites fiches pour donner l'impression de détenir un savoir spécial. Ils réalisent également de grands calculs qui n'ont aucun fondement scientifique. Pour essayer de se donner de l'importance, ils se déplacent avec tout un dossier, qu'ils appellent "documents" de façon assez ostensible pour être entendus de tout le monde. Néanmoins, les titres et les fonctions que les patients expansifs se donnent, restent dans le cadre du possible. Éventuellement ils élèvent leur statut socioprofessionnel de quelques degrés, ils rajoutent une particule à leur nom et se disent assez fortunés. Pour autant, le délire de grandeur affecte de façon beaucoup plus profonde la personnalité des patients expansifs. Dans les formes fantastiques et confabulatoires, les patients donnent plus l'impression d'exprimer leurs souhaits sans que cela ne modifie leur personnalité.

---

[18] Le terme "expansif" est utilisé pour dire que les patients prennent de la place, se mettent en avant, voire se mettent en scène (NdT).

[19] *Denkstörung* : bien que littéralement cela signifie trouble de la pensée, tout court, le même terme est utilisé pour caractériser le trouble du cours de la pensée. Ici on est plus sur un trouble du jugement (NdT).

Cette tendance à s'exprimer de façon distinguée explique en partie la façon bizarre de s'exprimer qu'ont beaucoup de patients expansifs. On trouve aussi des troubles de la pensée formelle et du langage, qui entraînent une imprécision dans le choix des termes et des concepts. Les patients ont tendance à parler beaucoup pour dire peu, utilisant parfois un vocabulaire inapproprié pour se donner de l'importance, en adoptant un ton professoral. En voici une illustration :

> Confronté à l'explication du médecin disant qu'il est de son devoir de le retenir hospitalisé, un patient répond : "Ce faux sentiment de devoir que vous exercez arbitrairement n'est en réalité rien d'autre que la résultante apparente d'un organisme de contrôle raffiné et suspect constitué d'instances et d'inter-instances qui s'engrènent constamment et qui exercent une terreur de contrôle irrésistible par les menaces persistantes de chacun des membres de cet organisme. Cette attitude subjective de devoir favorise toutes actions arbitraires".

Ainsi, cette volonté de se donner de l'importance ainsi que le trouble de la pensée formelle sont illustrés par l'extrait suivant, issu d'un document écrit d'un autre patient :

> La leçon que j'écris ici, décrit une méthode révolutionnaire qui peut s'appliquer à tous les domaines de la science. On se sert d'un système numérique pour dire des mots. Les chiffres suivants veulent dire : 4 = la norme, 5 = le soutien, 6 = bleu, 7 = l'espion, 8 = attention, 9 = chaos, 10 = travail, 11 = aide, 12 = le temps, 13 = désastre, 14 = la guerre, 15 = la faute, 16 = le putsch de Kapp[20], 21 = pierres, 22 = le service, 23 = temps (météo), 24 = écriture, 25 = jubilé, 26 = articles, 27 = anniversaire, 28 = bateau, 29 = leçon, 30 = banque. On utilise ces mots dans des lignes, dans des phrases, dans les capitales, à travers des signes donnés à l'aide de l'horloge. Ce système ne permet que d'utiliser les chiffres, en revanche il faut trouver par soi-même leur position et leur changement.

Si on ne prend pas ces patients au sérieux, ils peuvent facilement s'irriter, bien que la charge affective reste relativement limitée.

Les hébéphrénies systématisées

La symptomatologie des hébéphrénies est beaucoup moins riche que celle des paraphrénies. Les symptômes sont souvent peu marqués. Par rapport aux autres schizophrénies, le début des troubles dans les hébéphrénies se manifeste fréquemment par des symptômes qui ne peuvent pas encore être classés comme psychotiques, mais plutôt comme un changement de personnalité, sous la forme d'un "fléchissement de la personnalité". Cela

[20] Événement historique (NdT).

vaut aussi pour l'hébéphrénie niaise, dans laquelle le comportement devient puéril, une caractéristique qu'on rattache le plus souvent au concept d'hébéphrénie, et qui s'observe dans une moindre mesure à l'âge de la puberté. Toutes les hébéphrénies sont caractérisées par la prédominance de l'aplatissement des affects. Il n'y a pas de trouble important de la pensée, bien que dans toutes les formes évoluées, les performances intellectuelles soient limitées. Les hébéphrénies surviennent plus fréquemment sur un terrain préexistant de retard mental comparativement à toutes les autres formes de schizophrénies. Mais même sans déficit intellectuel préalable, on retrouve dans les hébéphrénies des performances intellectuelles dégradées, possiblement secondaires à un manque de motivation.

L'***hébéphrénie niaise*** tient son nom du rire ou sourire immotivé qui apparaît dès que l'on s'occupe de ces patients. Cela peut prendre l'aspect d'un petit ricanement dérangeant ou d'un sourire silencieux. Les patients souffrant d'hébéphrénie niaise se sourient souvent à eux-mêmes, mais ce rire est toujours déclenché de façon quasi systématique quand on s'adresse à eux. Généralement, il s'agit d'un rire embarrassé. L'autre signe clinique qui justifie l'adjectif de "niais" est le penchant qu'ont ces patients à faire des plaisanteries infantiles. Ils taquinent ou provoquent d'autres patients, par exemple leur retirent le drap, les retiennent brusquement ou les bousculent. Certains plaisantent en donnant des réponses si évidemment inexactes que cela peut ressembler à des réponses à côté[21]. Parallèlement apparaît un aplatissement des affects extrêmement sévère, également accompagné par un émoussement du sens moral. Pour cette raison, certaines plaisanteries peuvent être méchantes et d'autres patients peuvent même être maltraités. On trouve également un manque de dynamisme secondaire à l'aplatissement de l'affect, les patients n'ont aucune initiative, et vivent au jour le jour dans une sorte de contentement insouciant.

L'***hébéphrénie bizarre*** se caractérise par un comportement répétitif, uniforme, pouvant aller jusqu'au maniérisme, et qui paraît habituellement bizarre, d'où son nom. Ces patients se ressemblent tout particulièrement par leurs plaintes constantes et répétées à l'identique, que plus personne

---

[21] *Vorbeireden* : le patient répond à la question de telle façon qu'il donne l'impression de l'avoir comprise, mais en donnant une réponse manifestement fausse. Le terme a été utilisé pour décrire les réponses "à côté" du syndrome de Ganser (*talking past the point*) (NdT).

ne prend au sérieux. Pendant l'hospitalisation, ils se plaignent de ne pas avoir le droit de sortir, qu'on ne les nourrit pas correctement, qu'on les fait travailler, que les médecins et les soignants ne s'occupent pas suffisamment d'eux etc... Souvent ils expriment également des plaintes somatiques de type "hypocondriaque", par exemple le cœur qui ne marche plus bien, les mains qui auraient souffert du froid etc... Ils se complimentent sur le caractère travailleur qu'ils manifestaient à l'époque et qu'ils montrent encore dans les travaux qu'ils font dans le service. Tout est exprimé sur le même ton, avec une marque de protestation. Si le malade débite à nouveau tout le registre de ses plaintes, il les exprime de la même façon, avec les mêmes mots. Comme ces patients ne s'irritent jamais durablement lorsqu'on ne prête pas attention à leurs lamentations - tout au plus gardent-ils un ton réprobateur - celles-ci ressemblent plus à des habitudes bien rodées qu'à des plaintes sérieuses. Cette interprétation est renforcée par l'existence d'autres habitudes bizarres. Par exemple dans une phase plus évoluée de la maladie, on trouve fréquemment un collectionnisme. Dans les stades plus précoces, on peut observer d'autres habitudes qui rappellent parfois une symptomatologie obsessionnelle-compulsive. Mais ceci est en arrière-plan par rapport à l'uniformité du comportement général.

Si on se réfère à leurs lamentations, l'humeur de ces patients est morose, sans joie. Dans le stade précoce de la pathologie il peut même aller jusqu'à un léger sentiment de tristesse. A ce moment-là, les plaintes pourraient être fondées. Mais le trait dépressif ne masque pas l'aplatissement des affects, on ne retrouve plus l'expression d'émotions plus profondes. L'émoussement du sens moral se manifeste souvent par un comportement irrespectueux vis-à-vis des patients plus faibles.

Toutes les hébéphrénies s'accompagnent d'un émoussement des affects marqué, mais c'est dans l'***hébéphrénie superficielle*** que cet aplatissement est le plus sévère. Il est accompagné d'épisodes de mauvaise humeur et d'hallucinations. Au cours de l'entretien, ces patients ne présentent rien de plus qu'un appauvrissement du vécu émotionnel. Leur réactivité est cependant meilleure que dans les autres formes d'hébéphrénies. On peut s'entretenir avec eux normalement, ils ont un point de vue sur tout et répondent correctement aux questions simples, mais ils manquent de résonnance émotionnelle. Ils parlent de tout comme s'ils n'étaient pas concernés, que ce soit au sujet de leur lieu de vie, de leur famille, de la mort d'un de leur proche ; tout ce qui touche profondément un être humain normal est exprimé avec détachement voire indifférence. Il n'est pas nécessaire d'aborder de tels sujets pour constater l'aplatissement. Quel que soit le sujet de conversation, on observe normalement des réactions affectives qui se manifestent dans le comportement, surtout au niveau des expressions faciales. Cette participation interne s'extériorise et se remarque. Dans la forme superficielle, ceci fait défaut. Les expressions affectives qui accompagnent normalement le discours sont absentes. Même si les réponses sont la plupart du temps objectives ou concrètes, elles manquent de tonalité émotionnelle. On ressent presque immédiatement l'appauvrissement affectif.

De temps en temps, ces patients présentent des épisodes de mauvaise humeur au cours desquels ils sont irritables ou déprimés et présentent des hallucinations. Durant ces jours, les patients se mettent en retrait ou entrent en conflit avec leur entourage. Il est difficile de les faire parler de ce qu'ils ressentent ou entendent au moment de l'épisode. Mais une fois que celui-ci est résolu, ils rapportent librement ce qu'ils ont vécu avec leur détachement habituel. En général, il s'agit d'hallucinations acoustico-verbales, mais les hallucinations visuelles et cénesthésiques sont aussi fréquentes. En règle, une fois l'épisode passé, les patients sont capables de reconnaître que leurs hallucinations n'étaient pas réelles mais n'existaient que dans leur tête. On parle donc de pseudo-hallucinations. Cela contraste avec les patients souffrant de paraphrénies qui ne doutent jamais de la réalité de leurs hallucinations. Ces épisodes de mauvaise humeur surgissent toutes les quelques semaines ou tous les quelques mois et durent généralement plusieurs jours. Ces décharges affectives pourraient peut-être être comparées aux épisodes d'excitation psychomotrice que l'on retrouve chez les patients catatoniques.

L'***hébéphrénie autistique*** est caractérisée par un repli sur soi et par des épisodes d'irritation. Ces patients vaquent à leurs tâches quotidiennes et acceptent même faire de petits travaux. Pour autant, ils ne se préoccupent pas de leur entourage, ne se joignent à personne, ne parlent à personne, et lorsqu'on s'adresse à eux, ne donnent qu'une réponse laconique. Leur expression faciale est fermée, impénétrable. Une expression désintéressée, emprunte de tristesse, est typique de cette forme. L'examinateur peut ressentir une hostilité à leur encontre, mais en même temps les patients répondent assez facilement aux questions. Si ces patients sont vraiment irrités, leur mimique ne change presque pas. C'est pour cela qu'il est impossible de déchiffrer lorsque leur humeur change. Ainsi, les périodes d'agitation typiques de la forme autistique peuvent être plus ou moins intenses, mais surgissent de façon inattendue. Elles peuvent se manifester par de brèves insultes, ou par des coups donnés subitement à un autre patient, et cette agressivité est parfois dangereuse. Jamais les patients autistiques ne donnent les raisons précises de leurs actes. De vagues allusions permettent de soupçonner des idées de référence. Ces épisodes d'agitation sont probablement basés sur une humeur irritée, équivalente aux épisodes de mauvaise humeur de la forme superficielle. En dehors de ces épisodes, les hébéphrénies autistiques ne sont pas irritables, mais émoussés sur le plan affectif.

Les catatonies systématisées

Dans les catatonies, le tableau clinique est dominé par les troubles de la psychomotricité. Selon la forme, des idées délirantes et des hallucinations peuvent plus ou moins s'y associer. Ce n'est pas étonnant, puisque les processus qui sous-tendent la volonté et dont on peut observer l'atteinte chez ces patients, participent aussi aux processus de pensée.

La ***catatonie maniérée*** est caractérisée par un maniérisme[22] et un enraidissement progressif. L'attitude devient guindée et les mouvements d'accompagnement deviennent gauches[23], les gestes saccadés[24], et la mimique se fige. Les symptômes ne sont pas sans rappeler ce qui est observé dans les suites d'une encéphalite, avec l'engourdissement de la motricité expressive, de la posture, de l'attitude, de la gestuelle et de la mimique. Les mouvements volontaires sont certes moins touchés, mais le sont tout de même de façon claire. Ils vont en outre céder progressivement la place à des rituels fixes, des séquences gestuelles qui se répètent à l'identique, c.-à-d. au maniérisme. Au début, celui-ci prend souvent l'aspect de phénomènes compulsifs[25], par exemple le patient ne mange plus

---

[22] En psychiatrie française, l'usage du terme "maniérisme" découle généralement du mouvement artistique et signifie que la mimique, le comportement, la posture, l'expression verbale, voire de la tenue vestimentaire paraissent affectés, artificiels, précieux et excessifs; c'est donc la notion de "manières déplacées". Pour les Anglo-Saxons, "*mannerism*" est un geste ordinaire ou une expression qui devient anormal par son exagération ou sa répétition. Pour Leonhard, "*Manieren*" signifie exclusivement que l'anomalie se situe dans la répétition. On pourrait parler de "petites manies", d'habitudes rigides, quasi stéréotypées, mais le comportement est plus complexe qu'une stéréotypie, et le terme de compulsion prend une signification névrotique. C'est le terme de rituels qui correspondrait le mieux (NdT).

[23] *Erscheinen wie hölzern* : littéralement "ressemble à ceux d'un(e marionnette en) bois" (NdT).

[24] *Gesten erfolgen nicht mehr* : littéralement "les gestes ne se suivent plus (naturellement)", une sorte de perte de la fluidité naturelle de la motricité (NdT).

[25] *Zwangserscheinung* : il faut comprendre que le patient se sent forcé de faire (ou de ne pas

certains plats précis, ne se rend plus dans certaines rues particulières, ne sort plus du lit le matin etc... Ces patients peuvent ressentir ce sentiment de compulsion, d'obligation. Mais avec le temps ce sentiment disparaît et le patient n'agit plus que par automatismes. Par exemple, il va de temps en temps toucher le sol, ou toucher un autre patient, la cuillère doit être posée d'abord un petit moment sur la table avant chaque repas, le pied doit être toujours placé à un endroit particulier sur le sol, le patient ne doit pas parler ou ne doit pas manger, au point qu'il peut être nécessaire de le nourrir par sonde naso-gastrique, ou encore le patient va toujours se mettre à la même place dans le jardin de façon ritualisée et rigide etc... Avec l'augmentation de la raideur, le maniérisme qui entretient le mouvement devient plus rare, il peut alors être remplacé par un maniérisme d'omission, c.à.d. ne plus faire certaines choses (ne plus parler - mutisme, ne plus manger, ne plus bouger et rester debout au même endroit). Dans les cas sévères, le patient ne dit plus aucun mot, et ne va presque plus à sa place habituelle. On ne peut plus distinguer la part du maniérisme et la part de la rigidité dans la réduction de la motricité. Avec un cadre thérapeutique strict, il reste cependant possible de maintenir une activité répétitive. La pensée est relativement peu perturbée dans ces formes de catatonies. Lorsque ces patients s'expriment, leurs réponses sont tout à fait sensées. Lorsqu'ils restent muets, on a souvent l'impression qu'ils comprennent bien la situation, par exemple à travers une expression fugace sur leur visage habituellement inexpressif, comme un sourire espiègle.

De la même façon que la forme maniérée rappelait un état post-encéphalitique, la ***catatonie parakinétique*** rappelle une chorée de type maladie de Huntington. Lors d'une stimulation extérieure, le patient s'agite, une sorte d'agitation nerveuse[26] apparaît, faite d'une accumulation de mouvements déformés. Il s'agit en partie de fragments de mouvements volontaires, en partie de mouvements réactifs brusques faisant suite à des stimulations extérieures, en partie de mouvements expressifs distordus. Si on place ces patients dans un environnement nouveau, par exemple une chambre d'examen, alors les mouvements réactifs prédominent le plus souvent. Les patients explorent les nouveautés qu'ils voient autour d'eux, les observent, les saisissent et les manipulent. Si à l'inverse, ils n'ont rien de nouveau autour d'eux, alors les mouvements expressifs sont plus

---

faire) quelque chose (NdT).

[26] *Unruhe* : absence de calme. Nous aurions pu traduire par agitation, mais ce terme traduit plutôt une activité motrice nettement plus sévère (NdT).

apparents et leurs déformations donnent l'impression que le patient fait le pitre. De plus, chaque stimulation émotionnelle les fait ressortir plus intensément.

Les mouvements s'arrêtent souvent en cours d'exécution. Tout à coup une expression quelconque apparaît, reste présente un instant puis disparaît aussitôt. Les mouvements ne s'enchaînent plus de façon fluide, mais par à-coups. Les mouvements du visage ressemblent plus à des grimaces qu'à une mimique normale. En l'absence de stimulation externe, les mouvements décroissent puis s'arrêtent complètement. Ces mouvements amples et par à-coups rappellent la chorée de Huntington. Cependant, on n'observe pas les simples saccades choréiques.

Le langage présente également les anomalies typiques de la forme parakinétique : il est précipité puis s'arrête brusquement. L'expression est préférentiellement faite de phrases courtes. Celles-ci sont généralement correctes, mais surviennent parfois hors contexte pouvant donner un aspect désorganisé. Par exemple, un malade s'exprimait soudainement au lieu de commencer par saluer : "les combats de la guerre mondiale"; un autre lançait brusquement dans la conversation : "n'avez-vous pas de chien ? Étiez-vous sur le Phoebus ou dans le café 'Vienne'". Il est difficile de savoir s'il s'agit d'une réelle désorganisation de la pensée ou seulement de l'expression d'une impulsion motrice de forme verbale. En d'autres occasions, ces phrases brèves démontrent une appréciation correcte de l'environnement. Par leur comportement, les malades font également preuve d'un bon ancrage dans la réalité. Le trouble du cours de la pensée qui s'exprime par ces réflexions hors contexte ne semble donc pas considérable.

La ***catatonie négativiste*** se caractérise par leur attitude réticente et par leurs phases d'excitation impulsive. Les malades ne se tournent qu'incomplètement vers la personne qui s'adresse à eux, ils hésitent lorsqu'on leur demande de faire quelque chose, ne répondent pas aux questions, ou de façon laconique. Lorsqu'ils sont d'humeur maussade, ils s'opposent activement, ils ne se laissent pas mobiliser passivement les membres, retirent leur main et se détournent de l'examinateur. Lorsqu'ils sont d'humeur indifférente en revanche, la mobilisation passive est possible, le négativisme se manifeste alors seulement par une attitude peu aimable. Cette attitude de refus systématique de l'autre n'est pas un problème de volonté, mais résulte d'une atteinte plus fondamentale. La preuve en est que si l'examinateur amène le patient à vouloir collaborer, on va observer une ambitendance : le patient tente de faire ce qui lui est demandé en débutant le mouvement souhaité, mais l'interrompt avant son terme.

Bien que cela puisse paraître antinomique, ces patients négativistes présentent aussi une proskinésie que nous reverrons dans la catatonie suivante. Aussi, même si le patient ne répond pas à une salutation ou ne tend pas la main pour saluer, le saisissement automatique de la main tendue peut être provoqué à plusieurs reprises par le simple fait de tendre la main. Des mécanismes psychomoteurs plus profonds semblent être stimulés dans ce cas. Cependant ce phénomène n'est généralement plus observé lorsque les patients sont irrités, sans doute ceux-ci bloquent-ils de façon active cette manifestation spontanée.

Cette irritabilité est fréquente, elle peut mener à des phases d'excitation agressive pouvant aller jusqu'à l'attaque des personnes de l'entourage ou à une destruction d'objets. Il s'agit souvent d'excitations négativistes qui surgissent au moment où l'on pousse les patients à faire quelque chose. Même en l'absence d'irritabilité, ces patients ont tendance à l'excitation. Celle-ci a un caractère impulsif et se manifeste par exemple par le fait de renverser les tables et les chaises sans raison. Sous traitement neuroleptique, ces phases d'excitation sont moins gênantes, mais peuvent encore s'observer.

Le dynamisme, dans le sens d'une initiative à faire quelque chose, est peu présent chez ces patients. Ils sont inactifs. La pensée ne semble pas altérée de façon importante pour ce qu'il est possible d'en savoir étant donné le manque de participation au test psychique expérimental.

La ***catatonie proskinétique*** est d'une certaine façon à l'opposé de la forme négativiste et est dominée par le syndrome de proskinésie. On entend par là une tendance irrépressible à obéir aux stimulations externes. Si on tend la main aux patients, ils la saisissent. Ils ne le font pas une ou plusieurs fois, mais aussi souvent que l'on veut. Le mouvement devient simplement moins ample au fur et à mesure : la main de l'examinateur n'est plus saisie correctement, mais simplement effleurée. A la fin, un simple léger mouvement des doigts peut remplacer le geste initial. Si l'examinateur exprime aux patients son étonnement quant au fait qu'ils lui serrent la main à maintes reprises, ils peuvent temporairement en réprimer le geste. Mais il suffit de dévier leur attention, par exemple en leur posant une question interposée, pour qu'ils recommencent automatiquement à saisir la main qui leur est tendue. Les automatismes proskinétiques sont encore plus impressionnants au cours du *Mitgehen*. Si on exerce par exemple une pression légère sur le bras, le patient accompagne le mouvement tant que la pression est maintenue. Ainsi, on peut placer la tête et le tronc dans n'importe quelle position. Par une légère pression sur l'occiput, le corps se penche vers l'avant jusqu'à ce que les mains touchent le sol. Par une légère poussée sur le front, le tronc se penche le plus possible en arrière. Par une légère pression sur l'épaule dans le sens d'un mouvement de rotation, le patient se met à tourner aussi longtemps que la pression est maintenue.

Lorsqu'ils sont stimulés, ces patients présentent généralement un marmonnement bizarre et inaudible. Lorsqu'il est possible d'en saisir des bribes, ce marmonnement consiste en des itérations de certains mots ou de phrases, qui se répètent souvent en s'interposant entre d'autres paroles ou mots. Il est difficile de savoir dans quelle mesure ces propos itératifs et stéréotypés sont à mettre sur le compte d'un trouble de la pensée comme c'était le cas avec les remarques hors contexte de la catatonie parakinétique. Le fait que les patients marmonnent à voix basse résulte plus d'une atteinte de la psychomotricité au sens d'une proskinésie plutôt que d'un trouble de la pensée. Les expressions faciales sont absentes, sans addition de mouvements anormaux. L'initiative est entièrement orientée vers l'activité proskinétique.

La ***catatonie inertielle*** est caractérisée par un manque d'initiative tout particulièrement au niveau de l'expression verbale, qui est quelques fois interrompu par des phases d'excitation où le patient parle à voix haute voire crie, et par une attention totalement orientée vers la vie hallucinatoire. Les patients sont souvent debout ou assis dans une attitude légèrement penchée en avant et n'ont aucune initiative. Si l'on s'adresse à eux, ils se tournent un instant vers leur interlocuteur, mais leur expression faciale montre qu'ils ne sont pas très attentifs, déconcentrés par des phénomènes intérieurs. Ils se détournent donc rapidement, regardent ici et là, puis fixent un point de façon prolongée, leur regard montre qu'ils ne sont pas attentifs à ce qui se passe dans leur environnement puisqu'ils ne bougent plus. Lorsqu'on leur pose des questions, les patients semblent ne pas les entendre. Ils répondent peu souvent. S'ils s'expriment, il est fréquent que la réponse ne soit pas en relation avec la question, de sorte qu'il est difficile de savoir si la réponse a été déclenchée par la question ou par ce qui se passe dans leur tête.

Le caractère distrait de l'expression faciale qui est particulièrement caractéristique de cette forme de catatonie est liée à l'activité hallucinatoire. Les mouvements des lèvres ou les chuchotements fréquents trahissent visiblement une conversation avec les hallucinations et vient renforcer cette impression de focalisation du patient sur sa vie intérieure. De temps en temps les hallucinations deviennent encore plus impressionnantes et prennent la formes d'états d'excitation dans lesquels les patients profèrent des insultes dans le vide ou contre un mur et se mettent à se disputer vivement avec leurs voix. De tels états d'agitation peuvent surgir toutes les quelques semaines et peuvent durer plusieurs jours. Mais la plupart du temps, on observe des formes plus modérées qui s'expriment par le fait que les conversations que les patients ont régulièrement en eux-mêmes, s'extériorisent à voix haute.

Lorsque cette forme distraite de catatonie est avancée, il n'est pas possible de savoir ce que le patient vit à l'intérieur. Mais aux stades plus précoces, les patients rapportent des hallucinations essentiellement de type acoustico-verbal et de temps en temps des vécus fantastiques et confabulatoires. Ainsi un patient disait avoir voyagé avec une navette spatiale sur Jupiter, que son frère était lui sur Mercure et qu'il avait très chaud. Il a rencontré des dragons sur son trajet vers Jupiter. Il les a lancés sur la terre où ils ont terminé en météores. Et c'est comme cela qu'il aurait fait éclater toute L'Afrique. Comme les patients hallucinent abondamment, on peut supposer que leurs confabulations sont dues à des hallucinations oniriques. Ainsi, à côté des hallucinations acoustico-verbales, il y a probablement des hallucinations visuelles. La forme du trouble de la pensée et sa sévérité sont difficiles à évaluer en raison de la pauvreté des propos et ce qui ressemble à des réponses à côté vu de l'extérieur, mais qui pourraient être tout à fait adaptées si elles répondaient aux hallucinations. Pourtant, le trouble de la pensée est probablement considérable, et consiste surtout en une incohérence.

Alors que les patients souffrant de la forme inertielle répondent peu lorsqu'on s'adresse à eux, ceux souffrant d'une ***catatonie à réponses précipitées***[27] présentent le phénomène de réponses à côté. Le nom est cependant trompeur car ces patients ne sont pas logorrhéiques : ils ont le même manque d'initiative que les formes inertielles et ne parlent quasiment jamais spontanément. La différence se manifeste lorsque l'examinateur s'adresse à eux : ils présentent une étrange disposition à la conversation qui consiste en une façon de répondre anormalement hâtive. Après qu'on les ait amenés à se mettre en route par un ensemble de questions, on obtient une réponse à chacune d'elle, indépendamment du fait que la question soit sensée ou non. Si la question est facile, c.à.d. si la bonne réponse est la première qui vient à l'esprit, c'est celle-ci qui est dite. Mais pour les questions difficiles, la réponse vient trop vite pour avoir eu le temps d'être réfléchie et le patient répond la première chose qui lui passe par la tête, ce qui peut n'avoir aucun sens et passer totalement à côté de la

[27] *Sprechbereite* : l'appellation antérieure était prompte à parler (NdT).

question. Si on pose des questions que le patient juge désagréables, par exemple sur le début de leur hospitalisation, leur âge, leurs projets, on obtient souvent de fausses réponses, là où sans trop réfléchir la bonne réponse pourrait être donnée. On observe la même sensibilité aux affects que celle qui fonde les réponses à côté de type hystérique[28]. Cependant, dans cette forme de catatonie, l'affect ne fait qu'exagérer un phénomène dont les mécanismes sont complètement différents. Il est difficile de dire si l'on doit parler d'un trouble de la pensée ou de la volonté, les deux sont normalement liés. Dans la catatonie à réponses précipitées, l'impulsion qui entraîne l'expression verbale est déclenchée avant que les processus de pensée aient pu être menés à leur terme. La présence d'une altération des processus de pensée est davantage suggérée par les propos dépourvus de sens, qui sont souvent agrammatiques et comprennent de fréquents néologismes[29]. L'écholalie, c.à.d. le fait de redire sans réfléchir les questions sous une forme à peine modifiée, et la répétition de ce qui a déjà été dit une première fois[30], sont deux phénomènes classiques de la forme particulière de réponses à côté observée dans cette catatonie et sont compatibles avec une expression verbale hâtive.

Le verbatim suivant illustre le type de réponses à côté observées dans cette catatonie :

> (Quel travail ?) Dentiste, fonctionnaire gouvernemental (En réalité secrétaire) (Quand êtes-vous né ?) Ça fait déjà 66 (Quel âge avez-vous ?) Ce sont entre 50 et 60 ans[31] (Allons vous savez donc votre âge !) Oui c'est juste comme ça. (Depuis combien de temps êtes-vous là ?) Ca se ressent pourtant que vous êtes toujours ici (Combien de temps dans l'institution ?) Ce n'est pas plus longtemps, ça peut vraiment pas faire 10 ans, une demi-année (Est-ce que ça vous plaît ici ?) Oui, c'est très bien, secrétaire (Ça c'est votre travail, pas dentiste !) Oui, oui (A par ça, une occupation / un métier ?) Oui, membre (4 x 4 ?) 28 (7 + 12 ?) exact (16 + 8 ?) exact (25 – 9 ?) exact (23 – 17 ?) 16 (23 – 17 ?) Il reste 4, ça va pas (Comment ça ?) Ça fait 3½ (23 – 17 ?) 10 (27 – 17 ?) 3 (23 – 17 ?) 23 est plus petit (23 – 17 ?) Ça n'existe pas (Quelle différence entre une caisse et un panier ?) Que la caisse vaut jusqu'à 4 fois et le panier vaut jusqu'à 8 (Arbre et arbuste) Que l'arbre est

---

[28] Leonhard évoque ici le syndrome de Ganser : état crépusculaire observé chez les prisonniers en passe d'être jugés et qui est rapporté à l'hystérie (NdT).

[29] *Wortneubildung*. En fait nous aurions sans doute moins ces phénomènes en français en raison du fait que nous ne formons pas de nouveaux mots en accolant deux mots l'un avec l'autre. Dans ce cas, agrammatisme et construction de mot sont liés à une simplification de l'expression orale et les réponses sont courtes, il n'y a pas de logorrhée (NdT).

[30] Persévérations (NdT).

[31] Il n'est pas possible de traduire cette réponse en respectant la contamination, bien que nous ayons préservé la faute de grammaire. Les germanophiles seront donc les seuls à l'apprécier : *(Wie alt sind Sie?) "Das sind zwischen 50 und 60 Jahre"* (NdT).

> plus une caisse, et l'arbuste plus un cercle (Proverbe - La goutte constante creuse la pierre = La patience vient à bout de tout) Ça c'est un cairn-poutre (Balkensteinman) (Combien d'étoiles dans le ciel ?) 7000 (Combien de soleils ?) 8000 (Combien de lunes) 12, 13 (Combien d'habitants sur la terre ?) 8000 (Combien d'eau dans la mer) 60 Kg (Combien de grains de sable dans la mer ?) il n'y en a pas, il y a des cailloux, des cailloux de mer (Combien de cailloux dans la mer ?) 40 000.

Ces réponses à côté sont encore plus curieuses lorsqu'on voit les patients pendant qu'ils les donnent ; ils ont en effet des mimiques bizarres et sans aucune expression de sorte qu'il est impossible de se représenter ce qui se passe vraiment en eux lorsqu'ils donnent ces réponses étranges. D'habitude, ils se comportent de manière totalement désintéressée comme l'exprime leur mimique. Ils ne regardent pas autour d'eux, ne parlent avec personne, et surtout, malgré cette forme de disposition à parler, ils ne sortent aucun mot pendant des mois si on ne leur demande rien. Ils n'émettent jamais de souhait, et paraissent totalement dépourvus d'initiative. Leur attitude est rigide, guindée, sans que l'on puisse identifier une évidente anomalie de la posture.

Les schizophrénies non systématisées

Comme les schizophrénies systématisées évoluent vers des états terminaux marqués, on ne décrit que ceux-ci. Il existe bien sûr une phase de début ou phase processuelle, mais les symptômes caractéristiques y sont encore peu marqués et difficiles à identifier. Dans les schizophrénies non systématisées, le problème est totalement différent. Leurs tableaux cliniques sont dominés par les symptômes processuels. Le déficit reste longtemps discret et variable. Ainsi, après une seule poussée le déficit peut rester très léger alors que dans d'autres cas, il peut progresser jusqu'à un état terminal très sévère.

On observe souvent un chevauchement entre les différentes formes, qui ne doit pas étonner considérant leur caractère non-systématisé. Mais il est plus important de les séparer des formes systématisées avec certitude, en raison de leurs différences pronostiques et thérapeutiques.

La pathologie débute souvent autour de 20 ans pour la catatonie périodique, en moyenne autour de 25 ans pour la cataphasie, et après 30 ans pour la paraphrénie affective.

La paraphrénie affective

C'est à ce phénotype qu'appartient la paranoïa, c.-à-d. les délires systématisés, qui à l'époque avaient occupé le devant de la scène dans les discussions scientifiques de la psychiatrie. Ce tableau clinique peut s'observer dans les paraphrénies affectives peu évolutives, ou dans celles qui se stabilisent très tôt. Dans ce tableau, la personnalité n'est pas détériorée et le délire est construit logiquement autour d'un point central. Cela peut être un délire de persécution systématisé au cours duquel les patients prétendent subir des préjudices en relation avec certains événements ou avec certaines personnes. Ou bien, il peut s'agir d'un délire de grandeur systématisé, au cours duquel les patients s'attribuent un rang élevé ou une mission importante et y consacrent toute leur énergie. Ainsi naissent de soi-disant inventeurs, des guérisseurs, des prophètes. La plupart du temps, le délire de persécution et le délire de grandeur sont liés, puisque les soi-disant persécuteurs les empêchent de réaliser leur mission. La paraphrénie affective peut également progresser plus loin vers une symptomatologie fantastique. Ce qui fait l'unité de ce phénotype, c'est le comportement de l'affect. Ainsi, dans les schizophrénies systématisées, l'affect ne correspond que rarement au contenu du délire. Par exemple, les persécutions les plus lourdes dont ils sont victimes sont supportées avec impassibilité, ou encore leur grandeur est exposée comme une banalité. A l'inverse, dans la paraphrénie affective, les idées délirantes et l'affect entretiennent une relation profonde, même si ces idées sont de type fantastique. C'est la constance de cette affectivité paranoïde tout au long de la pathologie qui en est la marque caractéristique.

Au début de la pathologie, le trouble de l'affect est souvent au premier plan avec les idées délirantes. Pendant cette période, il peut aller dans les deux sens : un trouble de l'humeur anxieux peut sous-tendre des idées de persécution, une élation de l'humeur, voire une humeur extatique peut sous-tendre des idées de grandeur. On peut aussi observer des états qui ont une coloration maniaque ou mélancolique. Mais un switch entre une élation et une humeur dépressive n'est pas rare. Ainsi au début, la paraphrénie affective présente une certaine parenté avec l'ensemble des formes bipolaires. Après la première poussée, le processus peut s'arrêter sans laisser de troubles résiduels significatifs.

Avec l'évolution de la psychose, qui peut être progressive ou par poussées, l'anxiété initiale se transforme en irritabilité, les idées de référence anxieuses se transforment en idées de référence méfiante accompagnées d'une attitude hostile envers l'entourage. Dans cet état, les patients interprètent des évènements réels comme la preuve d'un préjudice. Sur le plan professionnel, ils croient qu'ils sont défavorisés, que les voisins leur volent quelque chose, qu'on médit sur eux derrière leur dos, qu'ils sont tyrannisés, harcelés par les infirmiers à l'hôpital, ils se disent victimes de diffamation etc... Ils expriment ces idées de référence avec beaucoup d'affect. La plupart du temps, ils s'échauffent de plus en plus au cours de l'entretien, et leur irritation se retourne contre l'examinateur si celui-ci remet en question leurs affirmations. A ce stade on peut parler d'un syndrome de référence irrité, qui est plus fréquent que le tableau de la paranoïa avec délire systématisé.

Généralement, la paraphrénie affective ne s'arrête pas là et continue de progresser. Les hallucinations acoustico-verbales se mêlent souvent au syndrome de référence. Lorsque les patients prétendent que ceci ou cela aurait été dit sur eux, il n'est parfois pas clair si cela provient seulement d'un événement ayant une relation avec eux, ou d'hallucinations. Ces hallucinations ont tendance à s'étendre : aux hallucinations acoustico-verbales s'ajoutent les hallucinations cénesthésiques qui sont souvent décrites au début comme des expériences dues à des influences d'origine indéterminée, et parfois expliquées par une sorte d'état d'hypnose. Plus tard en revanche, elles se manifestent sous la forme de sensations corporelles bizarres[32]. Les hallucinations visuelles ne sont pas rares. De plus on peut observer des confabulations[33], des erreurs de reconnaissance de personnes, des idées de grandeur, ce qui donne au tableau clinique une coloration de plus en plus fantastique. Il est rare d'observer les mêmes idées absurdes que celles qui sont au cœur de la paraphrénie fantastique (une forme de paraphrénie systématisée). Ce n'est toutefois pas impossible. C'est la participation affective qui permet alors de faire un diagnostic différentiel en faveur d'une paraphrénie affective évoluée : alors que les patients fantastiques du groupe systématisé parlent de leurs idées délirantes sans excitation intérieure, celles-ci restent toujours exprimées avec une vive participation émotionnelle dans la paraphrénie affective. Toute la personnalité des patients est mobilisée derrière ces idées. Ils se plaignent de leurs hallucinations de façon très irritée, ils parlent avec fierté de leurs idées de grandeur, et ils sont vexés si on met le doigt sur leurs erreurs de reconnaissance des personnes. Même dans les formes d'installation progressive, on reconnaît l'importance de l'affect pathologique. En dehors de leur monde délirant en revanche, ces paraphrènes évoluent vers un affect de plus en plus plat. Ils perdent

---

[32] Du même type que les hallucinations cénesthésiques des paraphrénies fantastiques ou hypochondriaques (NdT).

[33] *Erinnerungsfälschungen* : falsification, erreurs mnésiques. Une sorte d'hallucination de la mémoire (NdT).

l'intérêt pour leur entourage familial, leur profession, ils ne réagissent plus lors de conversations sur des sujets généraux. Mais ce n'est pas tout, ceci n'est pas caractéristique du diagnostic, ce qui compte c'est la valence affective attachée à leur monde délirant. L'affect ne réagit plus, n'a plus la capacité d'osciller en fonction du contexte, et il s'ensuit une fixation affective.

Avec les traitements pharmacologiques modernes, l'affect pathologique qui accompagne les idées délirantes est un peu réduit.

La cataphasie

Le tableau clinque décrit par Kraepelin sous le nom de "schizophasie" ne correspond qu'à une des expressions possibles de cette schizophrénie non-systématisée. Il n'y a pas l'hyper-verbalisation propre à la schizophasie dans l'autre pôle de la pathologie. Au contraire, les patients parlent peu voire sont mutiques au point de les confondre avec des patients catatoniques. Le concept de cataphasie rassemble ces deux tableaux cliniques. On retrouve cette organisation bipolaire propre aux schizophrénies non-systématisées. A l'instar de la paraphrénie affective qui s'accompagne d'une coloration anxieuse ou extatique au début, dans la cataphasie ce sont les processus de pensée qui sont soit excités soit inhibés. Ces deux états peuvent alterner et les patients cataphasiques peuvent être à un moment excités, puis à un autre moment inhibés. Généralement, la pathologie évolue vers un état plus constant. On peut alors observer soit une excitation soit une inhibition ou encore un état intermédiaire, de sorte que l'on observe seulement le syndrome fondamental de la pathologie.

Celui-ci consiste en un trouble du cours de la pensée qui, en règle générale, domine le tableau dès le départ et peut progresser vers un état très sévère. On observe une perte progressive de l'ordre logique, les propositions sont mélangées, c.-à-d. que des pensées hétérogènes sont agrégées, d'autres sont fragmentées. La conséquence en est que les patients font des associations bizarres et des interruptions inopinées. En psychiatrie classique, les concepts d'incohérence, de confusion (contamination), de déraillement, et de relâchement des associations caractérisent les troubles du cours de la pensée 'schizophréniques'. Tous s'observent dans la cataphasie alors que dans les autres formes de schizophrénies, on trouve tantôt l'un, tantôt l'autre. A ce trouble du cours de la pensée s'ajoute un trouble du langage. Il est généralement possible de reconnaître que les patients veulent dire quelque chose de sensé mais que la forme du discours est erronée. Précocement, s'installe un déficit de l'ordre grammatical et un déficit lexical à l'origine de paraphasies et de néologismes. Dans la forme excitée de la cataphasie, les troubles du cours de la pensée sont plus saillants, alors que ce sont plutôt les troubles du langage qui se remarquent dans la forme inhibée.

Le tableau clinique de la cataphasie en phase excitée est particulièrement impressionnant. Les patients sont en général vifs et par là bien disposés à parler. Ils s'expriment de façon animée avec un jeu naturel de gestes et de mimiques, comme s'ils parlaient de choses importantes ; ils disent des mots ou des phrases dont on ne comprend pas le sens. Dans les cas les plus sévères, c'est comme s'ils parlaient une langue étrangère. Si on cherche à saisir le sens de certains de ces propos inintelligibles et que l'on demande des éclaircissements, on ne reçoit qu'un autre discours tout aussi incompréhensible. Par exemple, un patient disait ce qui suit :

> Ça fait la troisième fois que je suis licencié par l'usine de peinture Höchst, j'ai également rendu la carte pour le repas qui n'a pas été payée. Je vois beaucoup d'argent et j'y vais. A cause de la "fortune de la haute œuvre" (*Hochwerksvermögen* – néologisme) il était bon. A eu deux billets. L'allemand de l'ouest demande 100 millions de Marks, propriétaire d'une fabrique de tuile, nous avons à payer ici Maître Lucius, nous perdons souvent. Ce serait la séparation. La fortune, la fortune étrangère, hautement perd demande seulement l'imprimerie Wagner, 10 centimes petits et 30 ans peut-être. Deux abonnés ça va très difficile. J'ai des hommes ici, de race pure. Wolf au cours d'une exposition perd l'argent de la maison. L'examen à cause des races et la main des femmes sera également un animal des hommes. Maintenant je suis vacciné pendant dans la maison à gauche et à droite, et celui qui n'est pas un cannibale, est au-delà de 30 ans. Mais ça c'est souvent autrement s'il est faiblement nourri, sans autres gens insatisfaits. Maintenant je ne saurais également pas ce qui se passe, je veux dire à 4 heures il y a enfin des pommes de terre pelées au lieu du pain. J'ai dit si je pose et nous en avons besoin, puis je sais où il repose, ...

Malgré une confusion sévère, les cataphasiques peuvent exercer des tâches simples de façon ordonnée et autonome. Habituellement, ils répondent correctement aux questions qui se réfèrent à leur activité ou à toutes autres questions concrètes, mais peuvent redevenir à nouveau complètement incompréhensibles dans la phrase qui suit. C'est comme si des représentations pleinement concrètes pouvaient transitoirement remettre de l'ordre dans le cours de la pensée.

Parfois les cataphasiques inhibés sont tellement mutiques qu'on n'obtient aucune réponse et qu'il n'est pas possible d'examiner leur processus de pensée. Dans ce cas, c'est par leur expression faciale hébétée que l'on peut se rendre compte qu'ils ne font pas attention à leur environnement, qu'ils n'arrivent pas à interpréter les choses correctement en raison de leur trouble de la pensée. Ils se différencient des catatoniques par l'absence de symptômes psychomoteurs, c.-à-d. que leur attitude est sans particularité, leurs mouvements sont normaux en dehors d'un ralentissement. Dans d'autres cas, les patients parlent peu de leur propre initiative, mais répondent aux questions qui leur sont adressées. Voici l'exemple d'une conversation que nous avons pu avoir avec un patient qui était spontanément silencieux, mais qui a quand même bien répondu aux questions en lien avec sa paralysie traumatique du nerf ulnaire :

> Le petit doigt dérange le corps minus. Je deviens souvent rayon-froid (*strahlkühl* – néologisme), rayonnement d'affinement (*Verfeinerungsstrahlung* – néologisme). (Vous utilisez des expressions étranges !) Il faut avoir ça, parler très simplement. Le mot, comme l'esprit, a tout de même un épanouissement. (Comment avez-vous été blessé ?) Il y avait là beaucoup de soldats blessés par balle (*wundgeschossen* – néologisme) dans l'hôpital de campagne (Comment ça allait avec le bras ?) Le bras est complètement utilisable, par contre il faut que j'additionne encore, doit encore affirmer ça. Le doigt doit être parti, doit additionner, ça me fait du bien (Quoi ?) Maintenant il est encore bon. Si ça continue à encore bien rayonner et en place, il reste mobilisé. (Pourquoi avoir été hospitalisé ?) Là-bas on m'a cassé l'estomac, maintenant il n'est pas encore complètement relié. (Également mis sous ECT ?) Pardon, c'était meurtre par balle dans la tête (*Kopftötung* – néologisme), les lattes de la tête (*Kopflatten* – néologisme). Il faut que je m'explique plus clairement. (Une fois vous avez illégalement abattu des arbres !) Pardon, pas dans la forêt, c'était dans le couloir (im Flur (m) = dans le couloir, in der Flur (f) = le champ, c'est sans doute le second qu'il voulait dire, c'est une erreur grammaticale). La nature est prévoyante.

Au test psychique expérimental, le patient a répondu de la façon suivante :

> (Caisse et panier ?) Une caisse est un espace limité, un panier est également limité par des bandes pour porter, panier c'est un espace partiellement fermé. (La même question un autre jour) Une caisse est une chambre de transport (*Transportberäumung* – néologisme), soi-disant remplie. (Escalier et échelle ?) L'escalier est une grimpette complète, finie, achevée et fermée, une échelle est une grimpette ouverte, il faut faire attention. (Enfant et nain ?) Ce sont des êtres humains construits plus bas soi-disant marqués (comme l'empreinte de Lorentz, dû à l'extérieur) petits, pardon, l'enfant fait l'expérience d'une élévation par l'intermédiaire d'une perche (*stabmäßig*) (La même question un autre jour !) Un nain est un être humain corporellement composé petit (Erreur et mensonge ?) Erreur est innocente et mensonge est falsification. (Prêt et cadeau) Si on prête, le retour et inclus, en cas de cadeau, il est véritablement donné. (La pomme ne tombe jamais très loin de l'arbre ?) Comme le paysan ainsi que le fruit, une image riche en sens arbre et fruit. (Proverbe - La goutte constante creuse la pierre = La patience vient à bout de tout) Ça c'est visible et bon marché, si ça se passe, un processus temporel ça prend beaucoup de temps ainsi parfois on peut l'expliquer. (La faim est le meilleur cuisinier = Tout est bon pour qui a faim) Il existe plusieurs expressions pour cela. Il apporte un objectif pour un plat. (Le matin a de l'or dans la bouche = l'avenir appartient à ceux qui se lèvent tôt) C'est un beau proverbe épuré. Je salue le matin.

Dans la phase excitée, comme dans la phase inhibée, la construction grammaticale est altérée. Par contre, les néologismes s'observent de façon prédominante en phase inhibée, à l'inverse du trouble du cours de la pensée qui y est moins important. On peut reconnaître ce que les patients veulent dire malgré les bizarreries de l'expression.

La catatonie périodique

La catatonie périodique a une évolution encore plus bipolaire[34] que les deux autres schizophrénies non-systématisées. Des phases d'excitation[35] peuvent alterner avec des phases d'inhibition d'un épisode à l'autre ou alterner au cours du même épisode. L'excitation de la catatonie périodique a un aspect plus impulsif que celle que nous verrons dans la psychose motrice (cf. psychoses cycloïdes plus bas). Les patients courent sans raison, bousculent les autres patients, se jettent sur un lit, poussent des cris inarticulés ou laissent s'échapper des propos incohérents. Toute cette agitation a un caractère parakinétique. Par exemple, les patients marchent en sautillant bizarrement, avec des contorsions du haut du corps ou en balançant leurs bras curieusement, ou encore font des grimaces. Dans d'autres cas, c'est le caractère répétitif de l'excitation qui prédomine, avec des itérations et des stéréotypies. Par exemple, les patients tapent contre le mur de façon itérative, tirent et poussent leur lit de façon répétitive, ils poussent le même son encore et encore. D'autres comportements stéréotypés peuvent être par exemple la course vers les toilettes, se mettre à trépigner, avoir la tête agitée de secousses récidivantes, ou émettre le même cri de façon répetée. Il est rare que les patients puissent se concentrer sur les questions, leurs propos sont la plupart du temps incohérents, avec un relâchement important et fréquent des associations[36].

Dans les phases d'inhibition, les patients ne bougent pas. S'il s'agit d'une akinésie hypotonique, ils se laissent faire de façon passive. Dans le cas d'une akinésie hypertonique, la tentative de mouvement passif rencontre

[34] *Zirkulären Formen* : la traduction littérale de forme circulaire. Cependant ce nom avait été utilisé par Jean-Pierre Falret pour désigner une pathologie plus proche de la PMD, c.à.d. avec intervalles libres. La catatonie périodique ressemblerait plus à la folie à double forme de Jules Baillarger (NdT).

[35] Bien que cela ne soit pas utilisé ici, Leonhard parle de phase hyperkinétique (NdT).

[36] *Eine tiefere Störung der logischen Folge* : une perturbation profonde des enchaînements logiques (NdT).

une tension qui s'y oppose[37]. Ou alors on observe un comportement négativiste clair et le patient s'oppose activement à la mobilisation passive. En l'absence de mouvements, il est fréquent de voir les patients adopter spontanément des postures non naturelles. Il est alors aussi courant d'avoir une catalepsie, c.à.d. un maintien des postures imposées.

Excitation et inhibition ne sont souvent pas aussi nettement séparées. Les patients peuvent effectuer des mouvements itératifs avec un bras, une jambe ou la tête, alors que le reste du corps reste complètement immobile. Ou, dans une hyperkinésie générale, le visage peut rester bizarrement figé. A l'inverse, on peut parfois observer des pseudo-expressions grimaçantes de la face chez des patients autrement akinétiques. Des cris répétitifs peuvent accompagner une absence d'activité motrice. Dans d'autres cas, les états d'excitation et d'inhibition motrices alternent tellement rapidement que la frontière entre les deux devient floue. La présence d'un mélange entre excitation et inhibition permet de faire le diagnostic différentiel entre la catatonie périodique et la psychose motrice. Comme nous le verrons dans cette dernière, l'hyperkinésie et l'akinésie restent toujours séparées.

A côté des symptômes psychomoteurs, on peut observer des fluctuations affectives. L'excitation comme l'inhibition psychomotrice sont fréquemment accompagnées d'une anxiété, qui peut faire le lit d'idées de référence et d'hallucinations. L'élation de l'humeur est plus rare. Le plus souvent, il s'agit d'une irritabilité. Les phases d'excitation de la catatonie périodique durent en général de quelques semaines à quelques mois. Les phases akinétiques par contre peuvent persister des années, puis de façon inattendue, passer d'un jour à l'autre à une phase d'excitation. D'un autre côté, il y a souvent des années de rémission entre chaque poussée. Il n'est pas rare que le processus s'arrête même après un premier épisode.

La catatonie périodique évolue vers un état déficitaire. Ce dernier est habituellement limité après les premières poussées de la maladie, mais il peut parfois devenir sévère plus rapidement. Les états akinétiques entraînent une installation plus rapide du déficit que les états hyperkinétiques. En revanche, la forme que prend ce déficit est la même quel que soit le type de poussée, qu'elle soit akinétique ou hyperkinétique. Dans les cas les plus légers, l'ensemble de la personnalité semble affaiblie, comme privée de dynamisme : l'initiative est réduite, les affects restent superficiels, la pensée est un peu lente, les mouvements ont l'air un peu brusques, heurtés et dénués de naturel. Dans les cas plus sévères, le

---

[37] La forme de résistance que l'on rencontre dans la flexibilité cireuse (sans le maintien des postures) (NdT).

manque de dynamisme se transforme en apathie. Il y a alors une baisse marquée de l'initiative, un émoussement affectif et un ralentissement significatif de la pensée. Dans les cas les plus graves, il n'est plus possible d'échanger avec les patients. Bien qu'ils se tournent généralement vers leur interlocuteur, ils ne répondent pas. Il en est de même pour le reste, ils ne présentent plus d'initiative, deviennent incuriques si on ne les sollicite pas avec insistance. La plupart du temps, ils restent assis, l'air hébété, dans une posture qui manque de naturel. Quelle que soit l'intensité du déficit, les patients présentent fréquemment une irritabilité qui peut donner l'impression d'un négativisme. Ils deviennent hostiles quand on veut s'occuper d'eux, injurient et peuvent même devenir violents.

Cette irritabilité peut aussi découler d'un trait hyperkinétique. Mais il s'observe très fréquemment dans l'état déficitaire quelle que soit son importance. Quelques patients gardent une animation parakinétique au niveau du visage ou d'une partie du corps contrastant avec leur adynamisme. Le tableau peut évoquer celui d'une catatonie parakinétique du groupe systématisé. Quelques-uns présentent des réactions impulsives. Par exemple, ils quittent le bureau subitement au cours d'un entretien et reviennent aussi rapidement. Il est aussi assez caractéristique que cela prenne la forme de réponses impulsives, données sans prendre le temps de la réflexion. On peut alors observer des réponses à côté comme au cours de la catatonie à réponses précipitées. L'expression verbale n'est pas nécessairement adynamique, beaucoup de patients parlent facilement au cours de l'entretien. La co-occurrence des deux pôles de la pathologie est tout aussi importante à mettre en évidence lors de l'état déficitaire. Cela permet de confirmer le diagnostic.

Parfois dans cet état déficitaire, les patients peuvent avoir des phases d'agitation au cours desquelles ils présentent des mouvements impulsifs[38], détruisent des objets, agressent des personnes de leur entourage tout particulièrement s'ils rencontrent une résistance. Si ces états d'agitation persistent un peu, ils rappellent les phases d'hyperkinésie aiguë, qui peuvent surgir à n'importe quel stade de la pathologie. Sinon, cela ressemble plus aux décharges impulsives que l'on observe en général chez les patients apathiques souffrant de catatonie systématisée. Lorsque le déficit est sévère, ce n'est que la permanence de l'apathie qui permet de le différencier d'une phase akinétique. Dans les cas moins sévères, la pauvreté des mouvements peut s'aggraver périodiquement.

Il est rare que la catatonie périodique progresse jusqu'à un état déficitaire

---

[38] *Dranghafte* : comme s'ils étaient poussés à le faire (*urged-like*), comme si c'était irréfléchi, impérieux (NdT).

sévère. La plupart du temps il ne persiste qu'un adynamisme plus ou moins marqué, de sorte que le pronostic de ce phénotype reste relativement bon tant que les poussées ne sont pas trop fréquentes.

Les psychoses cycloïdes

Comme le terme de schizophrénie a une acception particulièrement large dans la psychiatrie actuelle, les psychoses cycloïdes sont la plupart du temps classées dans cette catégorie. Il est exact que leurs symptomatologies présentent une certaine similitude avec les schizophrénies non systématisées. Une paraphrénie affective débutante peut ressembler à une psychose d'anxiété-félicité, une cataphasie débutante à une psychose confusionnelle, une catatonie périodique débutante à une psychose motrice. Malgré tout, il s'agit de pathologies fondamentalement différentes, puisque les schizophrénies non systématisées tendent vers un état déficitaire même s'il n'est parfois pas encore identifiable après la première poussée, alors que les psychoses cycloïdes guérissent, c.-à-d. que quel que soit le nombre d'épisodes, les patients recouvrent leur état de santé. Cette différence a une importance non seulement théorique, mais aussi pronostique et thérapeutique. De plus, il est rare que leur tableau clinique soit vraiment confondu avec celui d'autres formes. En règle générale, les schizophrénies non systématisées présentent dès le début les traits qui deviendront plus évidents avec l'évolution, ce qui permet de les différencier sans ambiguïté des psychoses cycloïdes.

Les psychoses cycloïdes ont encore plus tendance à osciller entre les deux polarités que les schizophrénies non systématisées. Ainsi, leur cours évolutif est-il plus proche de celui des formes circulaires, comme la psychose maniaco-dépressive, d'où leur nom. Il n'est pas toujours évident de faire le diagnostic différentiel entre les différentes formes de psychoses cycloïdes, car il existe des chevauchements symptomatiques. Ainsi, la psychose d'anxiété-félicité peut présenter une incohérence ou une inhibition de la pensée qui sont caractéristiques de la psychose confusionnelle ; à l'inverse, la psychose confusionnelle peut présenter les traits anxieux et extatiques de la psychose d'anxiété-félicité. De même, la psychose motrice avec sa symptomatologie hyperkinétique et/ou akinétique peut prendre des symptômes des deux autres formes. Ainsi, l'hyperkinésie peut être accompagnée par une logorrhée confuse, de sorte qu'il est parfois possible de prendre une psychose motrice pour une psychose confusionnelle. La polarité des symptômes surajoutés peut également être inversée par rapport au pôle principal. On peut par exemple observer une mimique joyeuse[39] se surajouter à un tableau de psychose confusionnelle inhibée. A l'inverse, on observe assez souvent une anxiété[40] dans un tableau de psychose confusionnelle excitée. S'il est parfois impossible de trancher avec certitude quant à la forme exacte de psychose cycloïde, ceci n'est pas le plus important. Ce qui est important en revanche, c'est de reconnaître une psychose cycloïde pour établir le bon pronostic.

La durée des phases des psychoses cycloïdes est similaire à celles de la PMD. Les phases des pôles inhibés sont en général un peu plus longues que celles des pôles excités. Mais la tendance à la périodicité est plus faible que dans la PMD. La pathologie peut débuter à tout âge, bien qu'il soit rare que la maladie débute à un âge avancé.

La psychose d'anxiété-félicité

Comme son nom l'indique, le phénotype qui est décrit ici peut se présenter sous deux polarités : un pôle anxiété et un pôle fait d'émotions de bonheur ou de félicité. L'affect peut atteindre un niveau extrême quelle que soit la polarité, c.-à-d. d'un côté l'anxiété la plus intense, de l'autre l'extase. Les psychoses anxieuses sont plus fréquentes que les psychoses de félicité, de sorte que malgré le caractère bipolaire du trouble, de nombreux patients ne présentent que des phases d'anxiété.

Dans la psychose anxieuse, l'anxiété s'accompagne d'une méfiance, d'idées de référence et souvent d'hallucinations. Les patients pensent par exemple être surveillés, qu'on attend juste le bon moment pour les arrêter et les tuer, qu'on les soupçonne de vol, de parjure, que les médecins sont de mèche avec la police, et tentent de les piéger etc... Ils peuvent entendre parler d'eux, par exemple, "Il s'est trahi" – "demain il sera fusillé" – "son temps est fini". Une symptomatologie somatoforme est presque toujours présente, pas seulement sous forme de craintes, mais également sous forme d'hallucinations cénesthésiques. L'expression comportementale de l'anxiété varie selon les patients. Parfois elle se traduit par une agitation sévère accompagnée de plaintes, de suppliques, d'agrippement, de tentative de fuite etc... Parfois l'anxiété se traduit par un état de sidération anxieuse dans lequel les patients attendent que leur destin s'accomplisse.

L'intensité de l'anxiété fluctue souvent. La polarité peut également changer soudainement, et faire place à un sentiment de béatitude. Il n'est pas rare

---

[39] Symptôme surajouté appartenant au pôle "positif" de la psychose d'anxiété félicité (NdT).

[40] Symptôme surajouté appartenant au pôle "négatif" de la psychose d'anxiété félicité (NdT).

d'avoir des changements fréquents entre anxiété et extase.

La psychose de félicité est l'autre polarité où prédomine une humeur extatique. Comme les idées qui émergent durant cette phase ne sont fondées sur rien, en dehors de l'affect pathologique, les patients sont souvent incapables de les soutenir par le raisonnement et ils les réfèrent à des intuitions ou à des inspirations. Régulièrement les idées délirantes ont pour contenu d'être heureux et de rendre les autres heureux. Les patients se sentent prophètes, sauveurs, meneurs de la nation, c.-à-d. qu'ils pensent toujours avoir un pouvoir qui est là pour leur permettre d'aider les autres. Ils présentent leurs idées souvent avec enthousiasme, parlent de manière pathétique, tiennent des discours religieux ou politiques. Fréquemment, au plus fort de l'affect, ils attendent soudainement un grand événement, comme l'avènement du jour du jugement dernier. Il est classique qu'ils aient des visions dans lesquelles Dieu ou des saints leur apparaissent ; de même, ils peuvent entendre la voix d'un être supérieur pendant un état d'extase. La plupart du temps l'affect ne persiste que peu de temps avec une telle intensité. Si on n'observe pas les patients directement à ce moment-là, mais si on les interroge plus tard sur ce qu'ils ont vécu, ils peuvent en faire le récit sans une participation affective excessive. Néanmoins, plus ils en parlent, plus l'affect extatique s'élève à nouveau, de sorte qu'ils rapportent leur histoire avec une émotion croissante. Même une fois l'affect stabilisé, la plupart du temps, ces idées persistent pendant un certain laps de temps.

Ceci est également valable pour les idées issues de la phase d'anxiété. Par exemple, elles peuvent persister un temps après un switch de l'affect et des idées à coloration anxieuse se mêlent aux idées à coloration extatiques. Dans ce cas, le mélange débouche souvent sur une idée de sacrifice de soi-même où, de par leur repentance, le bonheur doit être apporté aux autres.

La psychose confusionnelle

Le tableau clinique de la psychose confusionnelle est dominé par le trouble du cours de la pensée. Celle-ci peut être d'un côté accélérée de façon pathologique entraînant une incohérence, et de l'autre côté ralentie.

L'incohérence, le symptôme prédominant de la psychose confusionnelle excitée, ne se résume pas à des propos décousus qui résulteraient d'une sévère fuite des idées. Dans les cas légers, le processus de la pensée de la psychose confusionnelle ne correspond pas à une fuite des idées mais à ce que j'ai appelé une "incohérence de choix thématiques". Les patients parlent tout le temps de choses qui sont hors sujet. Ils racontent par exemple l'histoire de leur vie, puis d'une des nouvelles politiques du jour, puis d'un des événements qui se sont produits dans le service, bien que personne ne le leur ait demandé. Eux-mêmes ne peuvent expliquer ces digressions, alors qu'on leur avait simplement demandé comment ils allaient. Ils traitent chaque sujet choisi de manière ordonnée, mais passent au suivant sans qu'il n'y ait de relation avec le précédent ou avec le contexte général. Les différents thèmes peuvent également former une chaîne associative, c.-à-d. qu'ils ne sont liés par aucune ligne logique de sorte que le discours digresse, s'écarte du sujet. Dans ce cas, on pourrait penser à une fuite des idées, cependant on ne constate pas de vagabondage continu, car chaque sujet est maintenu un moment avant de passer à l'autre. Lorsqu'il s'agit d'une forme sévère, l'incohérence est beaucoup plus manifeste : chaque phrase quasiment peut être sans relation avec la précédente, pas plus d'ailleurs qu'avec la question qui était posée. Tant dans les cas légers que sévères, l'incohérence de la psychose confusionnelle est toujours associée à une logorrhée[41]. Dans l'exemple suivant, on peut reconnaître une incohérence sévère :

> Il ne faut demander à personne, quelle misère, ce que l'on voit dehors, il faut que je meure, cependant j'étais déjà ici une fois en psychiatrie, ce n'était pas un rêve. (Jour de la semaine ?) Il faut que je vomisse; s'il faut que je vous donne une réponse, il faut que je m'habille (Est-ce que vous avez mal quelque part ?) Oui, j'ai rêvé de tout cela cette semaine. (Quel mois sommes-nous ?) Chez Mme Saxe, je suis donc tombé, pour autant que je le sache, j'ai tellement crié. (Mois ?) Je ne sais pas, à ce moment-là j'ai dormi, à ce moment-là j'étais ailleurs, quand j'étais dans la voiture, puis on m'a fait tellement mal. (Donc vous avez alors mal quelque part ?) Non. Mais je suis certainement très laid. Hier nous avons encore justement parlé, et puis nous avons dit : "Tiens, voilà le jacasseur[42], ça c'est le mauvais esprit qui se balade là dehors" (Comment ça s'est passé pour vous depuis la dernière sortie de l'hôpital) Je me suis habillé particulièrement bien, puisque je voulais le faire bien. Et là dehors il y a sûrement un mauvais esprit; je cherche de l'argent, je voulais dire tout à l'heure ...

Dans le cadre du trouble de la pensée de la psychose confusionnelle excitée, les fausses reconnaissances sont relativement fréquentes, de sorte que les médecins, les infirmières, des autres patients sont confondus avec des personnes de l'entourage des patients. En revanche, les fausses reconnaissances n'ont pas le caractère absurde observé dans la paraphrénie fantastique. L'humeur peut être enjouée comme déprimée. Il

---

[41] *Rededrang* : Elan de discours, flot de parole. Pourtant il n'y a pas forcément de "pression de parole" dans ce trouble, le sujet peut être interrompu, même s'il n'a pas besoin d'être sollicité pour parler (NdT).

[42] *Schnäbelchen* : littéralement "petit bec", mais désigne probablement ici quelqu'un qui parle sans réfléchir (NdT).

est particulièrement fréquent d'avoir une disposition dans les deux sens, c.à.d. le fait d'observer une labilité de l'humeur.

Le pôle inhibé de la psychose confusionnelle est caractérisé par une stupeur ou au moins un comportement sub-stuporeux. L'importante inhibition de la pensée rend pratiquement impossible toute action qui en découlerait. Les mouvements automatiques, qui concernent les actions quotidiennes, restent par contre conservés. Puisque la parole n'est pas automatisée, elle est particulièrement concernée par la stupeur. En conséquence, le mutisme est le signe le plus apparent. La mimique des patients présente souvent une perplexité car en raison de l'inhibition de la pensée, les événements ne sont plus compris ni évalués correctement. Si les patients peuvent encore parler, alors cette perplexité est exprimée. Par exemple, les patients disent ne plus rien reconnaître, que tout leur semble tellement bizarre. La plupart du temps, il s'y ajoute des idées de référence et de signification[43], de sorte que derrière des événements banals, les patients cherchent et soupçonnent toujours quelque chose. Si la stupeur ne leur permet pas de s'exprimer, c'est seulement a posteriori que les patients rapportent ces idées. C'est alors sur la mimique que l'on reconnaît généralement la stupeur perplexe de la psychose confusionnelle inhibée.

Dans la psychose confusionnelle, les pôles excité et inhibé peuvent alterner l'un avec l'autre, mais il n'est pas rare qu'un seul des pôles de la maladie soit marqué. Le tableau clinique de psychose confusionnelle excitée est un peu plus fréquent que celui de psychose confusionnelle inhibée.

La psychose motrice

La psychose motrice est une psychose cycloïde qui se manifeste par des phases hyperkinétiques et akinétiques. L'hyperkinésie correspond à une augmentation des mouvements réactifs et expressifs, qui conservent un déroulement naturel à la différence des symptômes catatoniques. Ce n'est que lorsque l'excitation est extrêmement sévère que l'enchaînement des mouvements peut devenir heurté. Néanmoins, cela n'atteint jamais le même degré de gravité que dans la catatonie périodique, avec laquelle elle présente pourtant des similitudes. Une psychose motrice avec une prédominance de mouvements expressifs peut se présenter de la manière suivante :

[43] Bedeutungsideen : recherche de sens caché. Mais pourrait aussi signifier idées surinvesties (NdT).

> La patiente se jette sur un lit avec élan, elle regarde en coin en prenant un regard séducteur, elle se lève à nouveau, fait une mimique qui se veut joueuse, fronce les sourcils, puis sourit de façon amicale, se cache sous la couverture, et en regardant par un petit trou plaisante et sourit. Elle secoue ses cheveux, passe rapidement sa main sur son visage, puis menace de son index, se tire la peau du cou, et dit brusquement : "pareil comme des sœurs" puis elle met sa main devant sa bouche comme si elle devait cacher un rire, puis hausse les épaules etc... Des mouvements expressifs de cette patiente semblent quelque peu exagérés, mais leur déroulement est naturel et même souvent gracieux.

Une psychose motrice avec une prédominance de mouvements réactifs peut se présenter de la manière suivante :

> Tantôt elle s'allonge, tantôt elle s'assoie, enlève la couverture qui la recouvrait, montre son pantalon, plie le drap et met le pli dans sa bouche, tape la main que lui tend le médecin et ajoute ironiquement : "Je vous en prie", elle se couvre le visage, se tourne sur le côté, ferme les yeux, écarte les doigts. Les mouvements réactifs ont la plupart du temps un aspect précipité, mais leur déroulement reste naturel comme les mouvements expressifs.

Si l'excitation est plus sévère, on peut également observer des mouvements plus primitifs, comme des rotations de droite à gauche, frapper, pousser, se balancer. Il n'est alors plus possible d'identifier la signification de ces mouvements. La variété des mouvements diminue avec l'accroissement de l'excitation et les mêmes gestes peuvent alors s'enchaîner encore et encore. Ainsi une excitation particulièrement sévère peut se manifester de la façon suivante :

> Une patiente se jette sur un lit, s'assoit puis se laisse retomber, écarte la couverture, frappe le matelas à plusieurs reprises, lance les jambes en l'air, tape avec les bras, tire de façon répétée sur ses cheveux, se tourne brusquement sur le côté, puis se retourne de l'autre côté, jette sa tête en arrière, s'étend en lançant un bras en l'air etc... On n'observe pas de déformation importante, même dans des hyperkinésies aussi sévères.

Il n'y a pas d'expression verbale dans la psychose motrice, le patient est généralement quasi muet durant une phase hyperkinétique. Les patients peuvent néanmoins proclamer de courtes phrases qui ont une cohérence interne[44]. Dans ce cas, l'expression verbale est une des manifestations de l'hyperkinésie. Ainsi un discours incohérent fait de phrases courtes sans pression de parole ne signifie pas une transition vers une psychose confusionnelle.

---

[44] *Die einen Zusammenhang haben* : Leonhard veut dire que la phrase tient debout, cela ne signifie pas que si plusieurs phrases sont prononcées les unes à la suite des autres, il y ait une cohérence entre elles (NdT).

Dans les phases akinétiques, les patients peuvent rester complètement immobiles. Ils restent là sans bouger, ne réagissent à rien et présentent un masque facial[45]. Dans les cas moins sévères, des mouvements isolés sont encore effectués, mais la posture et les expressions faciales restent figées. Cela montre que le trouble ne résulte pas d'une inhibition de la pensée comme dans la psychose confusionnelle, mais d'un dysfonctionnement de la psychomotricité. On n'observe pas le même manque de naturel dans les postures que dans la catatonie périodique. La psychomotricité est simplement globalement réduite et figée.

Les phases hyperkinétiques sont plus fréquentes que les phases akinétiques. Mais ces dernières durent généralement plus longtemps. Parfois, les phases hyperkinétiques sont très brèves ; elles peuvent survenir pendant les menstruations et récidiver avec le cycle menstruel. La tendance à la récidive périodique est plus grande dans la psychose motrice que dans la psychose confusionnelle et la psychose d'anxiété-félicité. Mais elle reste inférieure à celle de la PMD. Les premières phases se manifestent souvent très tôt, parfois dès 15 ans.

La psychose maniaco-dépressive (PMD)

Les deux pôles entre lesquels oscille la PMD sont caractérisés par la manie et la mélancolie. Ces deux états pathologiques se déclinent en toute une gamme d'états transitionnels jusqu'à des tempéraments normaux, c.-à-d. des traits de caractères hypomaniaques ou sub-dépressifs.

En raison de cette gradation progressive, les symptômes de manie et de mélancolie restent, jusqu'à un certain point, compréhensibles pour une personne normale. On peut s'imaginer dans un état d'humeur proche de la manie et dans un autre état proche de la mélancolie. De façon empathique, il est donc possible de compatir avec les patients souffrant de cette psychose tant que son intensité reste modérée. En cela, on pourrait ne pas parler de la PMD comme d'une véritable maladie mentale, mais plutôt comme d'un trouble de l'humeur. Dans les véritables maladies mentales, c.-à-d. surtout les schizophrénies qui n'ont plus de relation avec la normalité, cette capacité à nous identifier, à nous mettre à la place du patient[46],

[45] *Starre Miene*: mimique rigide, figée. La notion de masque facial des patients parkinsoniens s'applique tout autant aux formes akinétiques de la psychose motrice (NdT).

[46] *Einfühlbarkeit* : C'est une notion proche, mais pas superposable au caractère

disparaît. C'est une notion intéressante pour l'évaluation approximative d'un patient psychotique.

Dans la manie typique, l'affect est décalé vers l'allégresse, les processus volontaires sont accrus, la pensée est accélérée.

L'exaltation de l'humeur élevée peut se présenter comme une gaieté insouciante. Dans ce cas, les patients ne se plaignent de rien, prennent tout du bon côté, cherchent tout ce qui est agréable et en profitent au maximum. Dans d'autres cas, l'humeur n'est pas aussi résistante et peut être sensible aux évènements extérieurs. A ce moment-là, les patients s'irritent lorsque quelque chose s'oppose à leur volonté. L'hospitalisation, qui limite considérablement le champ d'activités des patients, fait parfois émerger plus d'irritabilité que d'enjouement. Cet état de gaieté insouciante affecte les inhibitions morales des patients, les appréhensions normales disparaissent, les dérapages sexuels sont fréquents, à l'origine de remords à la fin de l'épisode maniaque.

L'excitation des processus volontaires entraîne une hyperactivité. Les patients sont occupés en permanence, ils s'investissent et travaillent avec tout ce qui leur tombe sous la main. Conformément à cela, ils se lancent sans réfléchir dans des investissements commerciaux, font des achats inconsidérés. Dans cet état d'insouciance sereine, ils négligent tous les inconvénients et les risques, et peuvent rapidement gaspiller des fortunes. Pendant l'hospitalisation, leur hyperactivité se manifeste par le fait que les patients s'impliquent partout, se mêlent de tout et ont le verbe haut. Une logorrhée accompagne habituellement cette hyperactivité. Elle peut être inépuisable, de sorte que les patients parlent sans interruption, tant que quelqu'un les écoute. Des expressions faciales animées et une gestuelle vive accompagnent le plus souvent leur discours. Souvent une excitation de la pensée est aussi en partie responsable de la logorrhée, qui s'accompagne dans ce cas d'une fuite des idées.

Les patients dévient du sujet, perdent le fil, sautent du coq à l'âne. Des associations réalisées simplement sur la forme des mots guident le raisonnement. Les associations par assonance sont fréquentes. De même, des stimulations fortuites issues de l'environnement ont une influence excessive de sorte qu'il en résulte une distractibilité. Tout ce qui tombe sous les yeux des patients deviendra un objet de discussion, tout ce qu'ils entendent sera repris.

Dans l'exemple suivant, on peut reconnaître une fuite des idées typique :

---

compréhensible des symptômes selon Jaspers, et encore plus éloignée de la notion de "*Praecox Gefühl*" ("*precox feeling*") de Rümke, trop intuitif (NdT).

(Avez-vous eu des visions ?) Non, j'ai un bel ange gardien dans ma chambre, parce que cela signifie : "Ta chambre à coucher ressemble à celle d'une femme de pasteur". Le curé Schmidt m'a baptisé et a fait ma confirmation, un de ses fils est gynécologue dans une clinique pour femme, il s'appelle Guillaume, vous m'excuserez, mais l'Empereur s'appelait également Guillaume. Mon fils est jardinier. Quand on meurt, on a besoin de couronnes de fleurs. Je suis ici depuis Pentecôte. A la Pentecôte le Saint-Esprit était descendu sur les apôtres. J'ai prêté à quelqu'un mon petit livre de confirmation...

Les associations par assonance sont reconnaissables dans l'exemple suivant :

Kennen Sie Kronberg ? Krontal ? Krontaler Wasser, Champagnerbrunnen, das Petribrünnchen in salzig. In Bad Nauheim bin ich auch gewesen.

Connaissez-vous le Kronberg ? Krontal ? L'eau de Krontal, puits de champagne, petit puits de Petri salé. J'étais également à Bad Nauheim.

Souvent, la fuite des idées apparaît plus clairement encore lorsque le patient tente de résoudre une question de réflexion, quand une idée ou une notion complexe doit être définie. En voici une illustration :

(Il n'y a pas de rose sans épines ?) La vie est un chemin avec des épines, une échelle qu'il faut monter[47]. Quand le coq chante, il ferme les yeux. Maintenant j'ai suffisamment dormi, aujourd'hui il y avait une telle agitation, mettez-moi dans un autre service ou laissez-moi rentrer à la maison, je ne suis pas malade, j'ai seulement le nez de travers, mais je n'ai pas ma langue dans ma poche.

L'élation de l'humeur, la facilité avec laquelle se déroulent les processus volontaires, la vitesse de la pensée, tout cela fait que les patients maniaques ne se sentent pas malades, mais bien au contraire ressentent une joie de vivre qu'ils apprécient. Aussi se sentent-ils généralement plus forts et en meilleure santé qu'auparavant. En conséquence, ils surestiment leurs compétences et leur estime d'eux-mêmes est accrue. Des idées de grandeur peuvent en découler, mais celles-ci gardent généralement un caractère ludique et ne sont pas totalement prises au sérieux par les patients eux-mêmes.

Lorsque la pathologie se présente ainsi, sous la forme d'une "manie rapide", elle va fréquemment divertir et contaminer l'entourage. Mais le plus souvent, la forme diffère significativement de cette configuration de base. Si l'irritabilité ne se manifeste pas qu'en présence d'une résistance extérieure, mais qu'elle prédomine en dehors de cela, on parle alors de "manie irritée". Souvent l'excitation de la pensée est plus sévère avec

[47] Cela se dit "*Hühnerleiter*" ou échelle de poule, d'où la transition avec le coq (NdT).

l'augmentation du flux des idées. Des éléments de discours peuvent alors manquer, bien qu'ils soient bien présents sous forme de pensée, parce qu'il n'y a plus assez de temps pour les exprimer verbalement. Cette fuite des idées peut alors être perçue de l'extérieur comme une incohérence. Ce tableau clinique est appelée une "manie confuse".

Physiquement, le sentiment subjectif d'être en bonne santé, est effectivement justifié. Si le niveau d'excitation reste modéré, de sorte que l'état nutritionnel est préservé, alors les patients s'épanouissent souvent sur le plan physique, ils semblent en forme, la peau tendue, le teint frais et ont un bon appétit. Ils ne connaissent pas la fatigue, leur besoin de sommeil est réduit, ils sont les premiers à se lever le matin et les derniers à aller se coucher le soir. Cet aspect physique indique que la pathologie a un impact jusqu'au niveau du système végétatif.

Par tous ces aspects, la mélancolie est l'inverse de la manie. L'humeur est orientée vers la dépression ; la volonté, l'action et la pensée sont inhibées. La dépression de l'humeur fait que la vie perd tout son charme. Tout paraît plus sombre et triste. Ce qui générait de la joie avant, est à présent sans effet. A l'inverse, tout ce qui peut arriver de désagréable dans la vie va voir son importance renforcée, il semble que les hommes ne soient sur terre que pour souffrir, accablés par l'inquiétude. De cette douleur de vivre découle souvent une envie d'en finir qui mène parfois au suicide. Dans les dépressions les plus sévères, les patients voient la mort comme une délivrance, pour eux la vie ne signifie plus rien.

L'inhibition de la volonté se manifeste par le fait que les patients bougent lentement, parlent lentement, qu'ils ont besoin de plus de temps que d'habitude pour tout ce qu'ils font. Même la prise de décision est plus difficile. Les patients ont souvent besoin de mobiliser toute leur volonté pour la plus petite action. Ils se plaignent de leurs difficultés à prendre une décision, et du fait que la moindre tâche semble être une montagne infranchissable.

L'inhibition de la volonté est souvent difficile à séparer de l'inhibition de la pensée, puisque la réactivité peut être ralentie par l'une comme par l'autre. La plupart du temps, les deux sont liées. Parfois cependant on constate que la conversation avec le patient est fluide, ce qui signifie qu'il ne peut y avoir une importante inhibition de la volonté, alors qu'apparaissent des interruptions plus longues pour les réponses nécessitant une réflexion. Un test psychique expérimental peut confirmer cette inhibition de la pensée par le fait que les patients ont besoin de plus de temps pour trouver la solution, qui est généralement correcte.

Les idées d'incapacité et d'insuffisance[48] découlent de l'inhibition de la volonté et de la pensée. Les patients disent ne plus être capables de rien, ne plus pouvoir travailler, ne plus pouvoir penser, ne plus être en mesure de faire quoi que ce soit. Avec l'humeur dépressive, qui génère une vision péjorative de la vie, il est fréquent que les idées d'insuffisance se transforment en idées d'infériorité dans lesquelles les reproches que se font les patients sur leur incapacité prennent un aspect moral. Ce trait est encore plus évident lorsqu'apparaissent les auto-accusations caractéristiques de la mélancolie. Le patient s'accuse de fautes qui n'ont aucun fondement objectif. Le biais de jugement des patients fait que les plus petites fautes, que chacun a pu commettre, prennent subitement des proportions démesurées. A des décennies d'écart, les péchés de jeunesse, prétendus ou réels, pèsent lourdement sur la conscience des patients dépressifs. Souvent ces auto-accusations prennent un caractère religieux, auquel cas on parle plus volontiers d'idées de culpabilité. Les patients se reprochent par exemple de ne pas avoir accompli leurs obligations religieuses ou d'avoir blasphémé et de mériter la damnation éternelle.

Occasionnellement l'idéation prend une coloration particulière. Des idées anxiogènes, des idées hypocondriaques, une dépersonnalisation/déréalisation peuvent dominer le tableau clinique. Des idées de références peuvent survenir. Ces phénomènes sont encore plus marqués dans les dépressions pures, et seront abordés plus en détail lorsqu'elles seront étudiées. Si on observe la présence de pensées obsédantes, dont les malades reconnaissent eux-mêmes l'absence de fondement, on retrouve généralement dans les antécédents, un trait de caractère anankastique qui n'est plus manifeste en raison de la psychose. La dégradation des processus cognitifs secondaire à l'inhibition mélancolique est probablement responsable des difficultés accrues à mettre fin aux doutes dès lors que la difficulté est déjà présente en condition normale.

Comme la manie confuse est la forme dans laquelle l'excitation de la pensée est la plus sévère, la dépression stuporeuse est la forme dans laquelle son inhibition est la plus profonde. Lorsque les patients ne parlent pas, c'est l'expression du visage qui trahit la dépression. Mais en règle générale les patients expriment au moins quelques propos dépressifs, souvent répétés de façon quasi stéréotypée. Le diagnostic différentiel avec une psychose confusionnelle inhibée peut être difficile lorsque le mutisme est total. Seule l'expression faciale diffère : dépressive dans la dépression

---

[48] *Gefühl der eigenen Unfähigkeit, das Insuffizienzgefühl* : Leonhard parle de sentiment d'incapacité et d'insuffisance, et pas d'idées (NdT).

stuporeuse, perplexe dans la psychose confusionnelle inhibée.

La mélancolie s'accompagne également de manifestations physiques. Le sommeil est mauvais, l'appétit manque, le poids diminue, la peau est distendue, les patients sont parfois méconnaissables par rapport à ce qu'ils étaient. Cela est particulièrement frappant lorsqu'ils passent en dépression après une manie durant laquelle ils étaient resplendissants. C'est comme si les patients avaient vieilli de plusieurs années en peu de temps. Selon mon opinion, la cause en reviendrait à un changement au niveau du système nerveux végétatif, avec une inversion d'une hypertonie parasympathique vers une hypertonie sympathique. Un certain nombre de symptômes physiques opposés entre la mélancolie et la manie le suggèrent. La sécrétion lacrymale est stimulée par le parasympathique et inhibée par le sympathique. Dans la mélancolie elle se tarie fréquemment. Les patients se plaignent alors de ne plus pouvoir pleurer malgré leur grande tristesse. Si les larmes se remettent à couler, le switch est déjà en cours. Dans la manie à l'inverse, les patients ont les yeux qui brillent grâce à une bonne production lacrymale. La vasoconstriction des capillaires de la peau est sous la dépendance du sympathique, leur vasodilatation sous celle du parasympathique. Par conséquent la peau des mélancoliques est pâle, celle des maniaques rose. Le système nerveux parasympathique stimule la transpiration tandis que le sympathique l'inhibe. Aussi les mélancoliques ont-ils une peau sèche qui se ride facilement, tandis que la peau des maniaques est naturellement humide. Le système nerveux parasympathique ralentit le rythme cardiaque, le sympathique l'accélère. Dans les manies et les mélancolies les différences ne sont pas constantes, mais le pouls est souvent plus lent que ne le voudrait l'excitation dans la manie, alors qu'il est plus rapide malgré l'inhibition chez le mélancolique. Les glandes digestives sont stimulées par le système parasympathique, alors que le sympathique les inhibe. Les excellentes fonctions digestives des maniaques laissent penser que ces glandes fonctionnent bien, la paresse digestive des mélancoliques suggère leur mauvais fonctionnement. Le péristaltisme intestinal est stimulé par le parasympathique et inhibé par le sympathique. Il en découle que les mélancoliques souffrent presque systématiquement de constipation. Chez les maniaques, la constipation est également fréquente, mais mes observations me donnent à penser qu'elle serait presque toujours de type spastique.

Ainsi, la plupart des formes de la mélancolie et de la manie sont accompagnées par des manifestations physiques. Mais il ne faut pas s'attendre à un parfait parallélisme entre la symptomatologie physique et mentale. Cette dernière en effet est loin d'être homogène. Comme nous allons le voir tout de suite dans les états mixtes, les symptômes mentaux ne sont pas toujours tous orientés vers la même polarité. De sorte qu'occasionnellement l'équivalent d'une prédominance sympathique au niveau du système nerveux central se traduise par une mélancolie, tandis qu'au niveau du reste du corps prédomine le parasympathique.

On parle d'un état maniaco-dépressif mixte dès lors qu'au sein d'un même tableau clinique sont mêlés des symptômes maniaques à des symptômes mélancoliques. Il n'est pas rare que les domaines des émotions, de la pensée et de la volonté ne soient pas modifiés dans le même sens, mais de façon opposée. Par exemple un même patient peut souffrir d'une inhibition sévère, allant jusqu'à la stupeur, tout en présentant une expression du visage rayonnante de bonheur. Dans ce cas, il s'agit d'une manie stuporeuse, dans laquelle le cours de la pensée peut aller dans le sens d'une mélancolie ou d'une manie. S'il s'agit de cette dernière option, la pauvreté de l'expression verbale reflète la fuite des idées. Quelquefois, les patients témoignent a posteriori de leur tachypsychie. Mais la pensée peut également être inhibée dans la manie stuporeuse. Les patients rapportent alors a posteriori l'impression qu'ils ne pensaient à rien. Dans d'autres cas la dépression s'accompagne d'une agitation. Si en même temps il existe une forte anxiété, il est difficile de trancher car celle-ci peut à elle seule être responsable de l'agitation. Mais il s'agit plus certainement d'une agitation maniaque s'il existe en même temps une fuite des idées. De telles dépressions agitées avec fuite des idées peuvent survenir.

La mixité, c.à.d. l'orientation des domaines psychiques vers des pôles opposés, est moins fréquente que l'incomplétude des pôles dans laquelle un domaine psychique est atteint alors que l'autre n'est pas affecté. Dans ce cas, on peut parler d'états maniaco-dépressifs partiels. Par exemple, dans la PMD on peut observer une inhibition sévère dans un domaine alors que dans le même temps, l'affect est resté normal. Ou encore, l'affect peut être altéré vers l'une ou l'autre polarité, sans que la pensée et la psychomotricité ne soient affectées.

Les états maniaco-dépressifs mixtes ou partiels indiquent déjà que l'orientation vers l'un ou l'autre pôle est instable. On retrouve cette caractéristique encore plus fréquemment dans les variations d'intensité des manies ou des mélancolies. Un mélancolique peut se présenter comme profondément déprimé un jour, et presque réjoui un autre. De plus, ces patients peuvent momentanément sortir de leur dépression sous l'effet d'une simple conversation encourageante. Il est possible qu'ils rient avec l'examinateur alors qu'ils se présentaient initialement avec un trouble de l'humeur sévère, voire qu'ils présentent une vivacité presque hypomane après de tels encouragements. Mais dès que cette stimulation extérieure s'arrête, ils retombent dans leur dépression. On voit dans cet exemple comment la polarité opposée peut réagir. Nous verrons que ceci est totalement différent dans les dépressions unipolaires. Ainsi, on peut souvent reconnaître qu'une dépression est la manifestation d'une PMD sur la labilité de sa symptomatologie. Il en est de même pour la manie, qui dans la PMD peut s'accompagner d'une tristesse ou d'une émotivité transitoires. Ce n'est pas le cas pour la manie unipolaire et les autres formes d'euphorie pure.

Les variations journalières des dépressions endogènes ne correspondent pas à cette labilité que nous venons de décrire. L'amélioration vespérale de l'humeur s'observe également dans les dépressions unipolaires. Il existe un parallélisme avec les fluctuations normales de l'humeur qui, chez de nombreuses personnes, est meilleure le soir que le matin.

Le cours de la PMD est fait d'épisodes qui sont curables dans tous les cas, mais qui ont une forte tendance à la récurrence. En règle générale, les mélancolies durent ½ à ¾ d'année. Parfois elles s'arrêtent plus rapidement, surtout lorsqu'elles sont bénignes, mais parfois elles peuvent durer beaucoup plus longtemps. C'est particulièrement le cas chez le sujet âgé où elles peuvent traîner des années. Les épisodes maniaques sont en moyenne nettement plus courts que les épisodes mélancoliques. Ils durent rarement plus d'une ½ année, mais il y a des exceptions. Il existe même des manies chroniques, qui ne s'arrêtent plus jamais. La chronicisation peut survenir dès le premier épisode, mais le plus souvent elle a été précédée de manies récurrentes classiques. A l'autre extrême du cours évolutif, les troubles de l'humeur de types maniaque ou dépressif durent si peu de temps, que le diagnostic différentiel avec un trouble de la personnalité cyclothymique est incertain.

La manie et la mélancolie peuvent alterner, de sorte que la bipolarité de cette affection est d'emblée identifiable. Mais il n'est pas rare que la pathologie se présente seulement sous la forme d'épisodes maniaques ou seulement sous la forme d'épisodes mélancoliques répétés. Dans l'ensemble, les phases dépressives sont beaucoup plus fréquentes que les phases maniaques, au moins dans les pays industrialisés. Si la pathologie s'exprime en ne présentant qu'un seul pôle (aspect pseudo-unipolaire), c'est la labilité du tableau clinique qui permet de redresser le diagnostic comme nous venons de le voir. Souvent le pôle opposé est également apparent dans le tempérament du patient, avec par exemple des épisodes mélancoliques chez un patient au tempérament hyperthymique. En outre, on retrouve chez des apparentés un trouble de polarité opposé.

La PMD a une très forte tendance à la récidive. Il peut parfois arriver qu'un épisode succède à un autre pendant plusieurs années. Il est impossible d'établir un pronostic évolutif pour un patient donné, comme la prédominance de phases maniaques ou dépressives, ou prévoir si l'épisode restera longtemps isolé ou si les récurrences seront nombreuses. Il est rare que le premier épisode survienne dès l'enfance, mais au-delà il peut survenir à n'importe quel âge, dès l'adolescence.

Par leur aspect physique, les PMD sont plus fréquemment d'allure pycnique, même si d'autres types de constitutions ne sont pas rares.

La manie pure et la mélancolie pure

Les états maniaques et mélancoliques ne sont pas systématiquement la manifestation d'une PMD. Au contraire, il existe également des manies et des mélancolies qui sont par nature unipolaires, dans lesquelles la tendance vers le pôle opposé est absente. De même chez les apparentés, on n'observe uniquement des manifestations identiques, et aucune manifestation du pôle opposé. Ces manies et ces mélancolies sont "pures", c.-à-d. qu'il ne leur manque pas seulement la tendance à évoluer vers la polarité inverse, mais que le spectre de leurs manifestations cliniques est beaucoup plus restreint. En effet, les tableaux cliniques observés dans la PMD diffèrent à bien des égards des formes de base, avec par exemple les manies confusionnelles ou irritées, les dépressions stuporeuses, la présence d'une idéation anxieuse, hypocondriaque, des idées de référence ou des phénomènes de dépersonnalisation. A l'inverse, seuls les symptômes fondamentaux sont présents dans la manie pure ou dans la mélancolie pure.

Dans la ***manie pure*** on observe systématiquement une élation de l'humeur, une hyperactivité et une fuite des idées. Souvent la confiance que les patients ont en eux-mêmes est plus marquée que dans la manie de la PMD, probablement parce que la bonne humeur se maintient plus longtemps, c.-à-d. qu'elle n'est pas affectée par des accès dépressifs. Par conséquent, les idées de grandeur peuvent devenir plus conséquentes.

De l'autre côté, la ***mélancolie pure*** se caractérise par une humeur dépressive, une inhibition de la pensée et de la psychomotricité. Bien qu'il soit possible de rencontrer des idées dépressives de toutes sortes, comme nous allons les voir plus en détail dans les dépressions pures, celles-ci ne dominent jamais le tableau clinique. Souvent le patient y fait à peine allusion. L'inhibition n'atteint jamais le même niveau que dans la dépression stuporeuse. Ainsi les patients dépressifs sont un peu inhibés, se déplacent lentement, parlent peu, ont une mimique et une gestuelle peu animées et expriment à peine quelques idées. Les stimulations extérieures, si efficaces dans la PMD, n'ont dans ce cas aucun effet. Parce que ces patients souffrent en silence, on peut avoir l'impression que leur dépression n'est pas très sévère, mais le risque suicidaire est assez élevé.

Dans la manie pure et la mélancolie pure, la tendance à la récidive est beaucoup plus faible que dans la PMD, mais les épisodes durent souvent plus longtemps. De même, la chronicisation de l'épisode n'est pas si rare. Il y a aussi des cas où la durée des épisodes est difficile à déterminer en raison de la transition douce avec un tempérament de même pôle. En dehors d'un épisode, dans la manie pure, on observe une tendance au tempérament hyperthymique, dans la mélancolie pure, un tempérament dépressif.

La manie pure est rare, mais la mélancolie pure n'est pas tellement moins fréquente que la dépression de la PMD. La charge héréditaire est beaucoup plus faible dans les formes pures que dans la PMD.

Les dépressions pures et les euphories pures

Tandis que dans la mélancolie pure le trouble de l'humeur est accompagné par une inhibition de la pensée et de l'action, dans les dépressions pures, la pathologie se limite à un trouble de l'humeur. Par conséquent, les patients bougent librement, et répondent aux questions de façon fluente. Il convient d'ajouter que dans ces formes, le trouble de l'humeur n'affecte que certains aspects des émotions, de sorte que les dépressions ont des manifestations distinctes dont il découle des thèmes délirants différents. Chaque tableau clinique est pur, c.-à-d. clairement circonscrit, et il n'y a pas de chevauchement entre eux. Prises isolément, les dépressions pures sont relativement rares, mais dans leur ensemble, elles sont plus fréquentes que la mélancolie pure.

Les euphories pures sont particulièrement rares et donc de peu d'intérêt pratique, mais leur existence est en revanche très intéressante sur le plan théorique. Dans ce cas aussi, le trouble se limite à un trouble des émotions, il n'y a pas d'excitation de l'action et de la pensée. Les distinctions entre les différentes formes s'expliquent là encore par l'atteinte élective de certains aspects du traitement des émotions.

Dans les dépressions pures et les euphories pures, la charge héréditaire est beaucoup plus faible que dans la PMD. Le nombre d'épisodes est plus faible, mais ils durent souvent plus longtemps. Le rapport entre la fréquence des formes dépressives et des formes euphoriques est similaire à ce qui est observé entre la mélancolie pure et la manie pure, il y a plus de dépressions que d'euphories. De même une chronicisation des épisodes est possible. Mais il n'en résulte pas une transition vers des formes incurables puisque la guérison totale peut survenir à chaque instant sans qu'il n'y ait jamais de déficit, même après un épisode très prolongé.

La dépression anxieuse, ou ***<u>dépression agitée</u>***, est caractérisée par une agitation anxieuse persistante et sévère. Avec l'expression d'une angoisse qui les met au supplice, les patients font des aller-retours dans la salle, ils se lamentent, gémissent, demandent de l'aide. Ils se plaignent : "pourquoi suis-je donc tombé malade, je ne supporterai jamais ça. Pourquoi est-ce arrivé, je n'ai pourtant rien fait du mal. Aidez-moi, je ne peux plus supporter ça !". La plupart des plaintes sont très répétitives, parfois limitée à une seule expression, répétée constamment, sur un ton accusateur :"Aidez-moi donc, aidez-moi donc !". Ou : "Est-ce que ça n'en finira donc jamais ! Est-ce que ça n'en finira donc jamais !". Ou : "J'étouffe, j'étouffe !". Cela peut être également la répétition d'un seul et même mot : "Terrible, affreux, terrible, terrible !". Ou encore, cela peut n'être qu'un long gémissement ininterrompu. Si on interroge le patient sur le ressenti d'une angoisse, il la confirme et fait souvent référence à un sentiment d'oppression au niveau de la poitrine. Mais la comparaison avec une anxiété normale ne reflète pas la réalité du phénomène. Un patient disait : "Ce n'est pas de l'angoisse, c'est beaucoup plus que de l'angoisse". De même l'état dans lequel se trouve le patient est différent de celui que nous avons vu dans la psychose anxieuse. Dans ce cas, l'anxiété s'allie à des idées de référence, qui entraîne la réinterprétation anxieuse des événements de vie ; dans la dépression agitée, c'est une anxiété sans raison, sans contenu. Si une idéation délirante apparaît, elle est en lien avec une tentative des patients d'expliquer les raisons de leurs tourments. Ainsi les patients peuvent se faire des reproches mêlés à leurs plaintes : "Pourquoi ai-je donc menti, pourquoi n'ai-je donc pas écouté mon mari", etc... Nous allons voir une autre dépression pure dans laquelle le patient s'accuse également d'avoir gravement fauté, mais dans la dépression agitée, elles sont exprimées de façon stéréotypée, comme les autres plaintes.

La dépression agitée s'accompagne souvent d'un comportement suicidaire. Dans leur angoisse envahissante, ils ont aussi peur de la mort, mais d'un autre côté, leur état leur est souvent insupportable. Ainsi peuvent-ils se suicider, dans un accès de désespoir, un "*raptus melancholicus*", comme on l'appelle. Ils peuvent également demander à ce qu'on leur donne la mort : "Tirez-moi dessus, tuez-moi, ne me laissez donc pas tant souffrir !". Les patients souffrant d'une mélancolie pure qui se manifeste sous une forme calme et inhibée, se comportent très différemment à cet égard. Souvent ils se suicident sans qu'aucun signe extérieur ne permette de l'anticiper, parce que la vie leur est apparue totalement sans valeur.

Il est impossible de calmer les plaintes des patients souffrant de dépression agitée ; plus on cherche à les calmer, plus ils se plaignent. De même ils ne se laissent pas distraire et sont peu enclins à répondre à des questions qui ne se rapportent pas directement à leur état. Si leur souffrance n'apparaît pas clairement, l'examinateur peut avoir l'impression d'un entêtement capricieux. C'est particulièrement le cas lorsque les patients gémissent au point d'en devenir gênants et que leurs gémissements ne font qu'augmenter lorsqu'on leur demande de se calmer dans l'intérêt des autres patients. Si l'angoisse est moins forte, les plaintes et les demandes répétitives peuvent également prendre un aspect quérulent, par exemple en demandant de façon complètement stéréotypée un entretien ou leur sortie de l'hôpital. Ces états plus légers de dépression agitée durent souvent longtemps et sont à l'origine de comportements répétés, souvent interprétés à tort comme le signe d'une évolution déficitaire ou démentielle. En fait les patients finissent quand même par guérir.

A l'inverse de l'anxiété sans raison de la dépression agitée, dans la ***dépression tourmentée,*** l'affect semble avant tout secondaire à l'idéation de culpabilité délirante. Lorsque les patients expriment leurs idées, ils deviennent irrités, si on les contredit, ils protestent encore plus. Par contre, cette excitation retombe et les patients se taisent lorsqu'ils n'ont plus la possibilité d'exprimer leur idées. Alors que les patients souffrant de dépression agitée sont dans un état d'agitation persistant, d'origine interne, ceux qui souffrent d'une dépression tourmentée ne s'agitent et ne manifestent un comportement de plus en plus déprimé que lorsqu'ils expriment leurs idées de culpabilité. Comme il s'agit de pensées très pénibles, c'est comme si les patients cherchaient à se faire du mal en tenant de tels propos.

Il s'agit surtout d'idées de culpabilité. Les patients se disent mauvais, paresseux, incompétents. Ils disent n'avoir jamais rien fait de bien, et que l'on a tort de les croire meilleurs. Les idées d'infériorité se mêlent à des reproches que se font les patients, en particulier d'avoir commis des péchés ou des fautes impardonnables. La plus petite faute sera présentée comme un grave délit, par exemple une petite malhonnêteté qui remonterait à plusieurs années, voire plusieurs décennies, ou la présomption d'une négligence envers un membre de la famille. Une mère qui a consacré tous ses efforts pour s'occuper de sa famille, peut expliquer qu'elle a gravement péché envers son mari et ses enfants et qu'elle ne pourra jamais réparer cela. Ce sentiment de culpabilité s'accompagne de la crainte de se voir infliger de sévères punitions, que le patient considère néanmoins comme justifiées. Souvent le patient redoute plus la souffrance qui en découlera pour ses proches que pour lui-même.

Les idées tendent à prendre des proportions démesurées, les patients se disent être des criminels, mis au ban de l'humanité, ils sont responsables de tout le malheur du monde, ils ne sont pas dignes qu'on leur tende encore la main. Ils se voient condamnés à la peine de mort et à la damnation éternelle, entraînant leurs parents innocents dans de terribles souffrances, les enfants seront mis à mort. Si on suggère aux patients que ces idées sont excessives et qu'elles découlent d'une pathologie, cette hypothèse est rejetée catégoriquement, ils disent ne pas être malades, mais simplement mauvais.

Parfois ils croient reconnaître du mépris dans le comportement que les autres gens ont à leur égard. Ainsi, des idées de référence peuvent apparaître, mais dont le contenu ne correspond qu'à l'accentuation des idées d'infériorité et n'ont aucune signification en elles-mêmes. Cela est tout à fait différent de ce qui est observé dans la forme de dépression pure qui suit.

C'est dans la ***dépression soupçonneuse*** que les idées de référence sont au premier plan du tableau clinique. Dans ce cas, les idées dépressives sont dès le départ en rapport avec l'environnement, quel que soit leur développement par la suite. Il peut s'agir d'idées d'infériorité, cependant les patients ne se sentent pas mauvais de prime abord, mais ils ont l'impression d'être méprisés par les personnes qui les entourent. Ce sentiment peut être un ressenti immédiat ou le fruit d'une réinterprétation a posteriori. Cette présomption de mépris de la part de l'entourage est déjà l'expression d'une idée d'infériorité. Mais il n'est pas du tout évident que le patient se juge aussi défavorablement que le jugement qu'il prête aux autres. De par la tonalité dépressive, les patients donnent plus ou moins raison à leur entourage quant à leur attitude à leur égard. Aussi ils ne se montrent pas hostiles comme c'est généralement le cas des patients schizophrènes qui présentent des idées de référence. Les idées de référence ont plus souvent un contenu menaçant que d'infériorité et de culpabilité. Un patient souffrant de dépression soupçonneuse peut se dire recherché par la police, que les gens parlent dans son dos comme quoi il serait un voleur, qu'il y aurait souvent des voitures qui s'arrêtent devant son appartement, sans doute pour l'observer ou pour l'embarquer. Le patient peut également voir sur un journal ou entendre à la radio des menaces ou des accusations de tel ou tel mauvais comportement.

En raison de la fréquence des idées de référence dans les psychoses endogènes, il peut être difficile de confirmer le diagnostic de dépression soupçonneuse. Le diagnostic différentiel avec la psychose anxieuse est particulièrement difficile. Généralement cependant, cette dernière s'associe à une anxiété plus profonde et se manifeste par une agitation anxieuse ou une stupeur anxieuse. A l'inverse, les patients souffrant de dépression soupçonneuse ont un comportement généralement calme.

La ***dépression hypocondriaque*** est la manifestation de l'atteinte d'un niveau tout à fait différent des processus affectifs. L'idée selon laquelle les formes pures résultent du dysfonctionnement d'un sous-système émotionnel précis, est bien illustrée par la dépression hypocondriaque, puisque celle-ci affecte un sous-système du ressenti corporel. Des idées d'infériorité, de culpabilité ou de référence sont absentes ou ne sont tout au plus qu'ébauchées. En revanche les plaintes physiques les plus diverses sont formulées. En voici quelques exemples :

> Ça picote au niveau du visage, la tête brûle comme s'il allait mourir, les nerfs tressautent, c'est comme si le sang ne passait plus. Ça fait mal sous les côtes et dans le bas-ventre. Ça gargouille au niveau de la pointe du cœur. Les jambes sont chaudes et froides, les doigts sont complètement raides.

Il peut également y avoir des formulations franchement bizarres :

> Le corps est desséché intérieurement, il y a une sensation douloureuse dans les jambes comme si quelqu'un le saisissait de l'intérieur et le relâchait à nouveau, l'œsophage est tiré en dehors, tout est trop grand dans la poitrine, le pancréas s'est arrêté de fonctionner, c'est comme s'il y avait une pierre au niveau des reins, c'est comme si tout le corps était mort.

De telles déclarations ne doivent pas faire suspecter une schizophrénie, tant que les patients considèrent ces sensations comme une expression d'une pathologie et non comme le fruit d'une influence extérieure. Cette différence entre les sensations hypocondriaques et les hallucinations cénesthésiques des schizophrénies est extrêmement importante. La description de la sensation elle-même peut par contre être similaire.

Parmi les plaintes mentionnées ci-dessus, il y a celle qui considère le corps comme mort. Dans ce cas, le patient ne décrit pas une douleur dans le corps, mais un sentiment d'aliénation, d'étrangeté des sensations en provenance de son corps. Ils disent alors ne plus pouvoir ressentir correctement leurs bras ou leurs jambes, comme si leurs membres ne leur appartenaient plus. Il est encore plus fréquent que les patients aient l'impression que leurs organes internes ne fonctionnaient plus, comme s'ils étaient morts. Le sentiment d'aliénation peut s'étendre, et certains patients affirment ne plus ressentir leur corps normalement, ne plus avoir de goût, ni d'odorat. Puisqu'ils ne mentionnent que rarement l'implication de sens plus élevés comme la vision et l'audition, on se rend compte qu'il s'agit plus vraisemblablement d'un défaut de la qualité émotionnelle. Parfois les patients se plaignent également de ne plus arriver à se représenter mentalement les choses. Si tous les patients souffrant de dépression hypocondriaque se plaignent de sensations douloureuses, la présence de ces phénomènes de dépersonnalisation ou d'aliénation semble dépendre de prédispositions individuelles.

Il est possible que la présence de sensations corporelles désagréables entraîne la crainte de souffrir d'une pathologie organique grave, mais cela est loin d'être la règle. Si ces idées devaient néanmoins survenir, elles sont secondaires, à l'inverse de ce qui est observé dans la névrose hypocondriaque dans laquelle les craintes précèdent les plaintes.

Généralement, les patients souffrant de dépression hypocondriaque se plaignent beaucoup, ils signalent leurs maux à chaque occasion et demandent de l'aide de façon répétée. Le fond de l'humeur est clairement marqué par la souffrance, mais pas de façon aussi intense que dans la dépression agitée, même si les plaintes peuvent la faire évoquer. La sensation d'oppression thoracique peut être vue dans les deux formes, mais elle s'accompagne toujours de plaintes émanant d'autres parties du corps dans la dépression hypocondriaque.

Dans la ***dépression indifférente*** on observe aussi des symptômes d'aliénation ou de dépersonnalisation, mais d'un type différent. Ici, ils sont au cœur du tableau clinique. Par contre ils ne concernent plus la sphère du ressenti corporel, mais une sphère émotionnelle plus élevée. Bien que sur le plan comportemental les patients manifestent des émotions parfois même plus intenses qu'un sujet normal, sur le plan du ressenti, ils se plaignent d'un appauvrissement de leur vie affective. Ils disent ne plus pouvoir ressentir de sympathie, de compassion, de ne plus avoir de participation intérieure pour rien. Ils ne sont plus touchés par la façon dont se sentent leurs proches, leurs enfants. Il n'y a pas seulement la joie qui leur soit étrangère, mais aussi la souffrance. Si leur mère devait tomber malade, ils n'en concevraient aucune tristesse. Le fait qu'il ne s'agisse pas d'un réel aplatissement de la vie affective est manifeste lorsque l'on entend la souffrance que cet état semble générer chez ces patients. En effet, ceux-ci tendent à se plaindre avec insistance. Un patient s'exprimait : "je n'ai plus de sentiment humain, c'est la maladie la plus grave qui puisse exister". Néanmoins il ne fait aucun doute que les patients ressentent un aplatissement de leur vie émotionnelle que l'on pourrait décrire comme une pauvreté de la participation affective.

Certains patients se plaignent encore plus d'un manque d'intérêt et d'un manque de volonté que de leur insensibilité. Objectivement, ces patients ne font rien sans une incitation de l'extérieur, ils ne travaillent pas et ne cherchent pas à se divertir. Ce n'est que lorsqu'on les amène à parler de leur pathologie que leur indifférence se lève. Ils deviennent vifs et peuvent même parler de leur engourdissement subjectif avec une certaine précipitation voire une excitation. A ce moment-là, ils peuvent rappeler les patients atteints de dépression tourmentée qui de la même façon ne retrouvent de la vivacité que pour évoquer leurs idées morbides.

La dépersonnalisation de la dépression indifférente touche des niveaux émotionnels plus élevés, de sorte que le ressenti corporel reste intact. Les perceptions primaires ne sont pas perçues comme altérées. En revanche la dépersonnalisation peut s'étendre au point que ces patients disent ne plus pouvoir penser à rien, ne plus pouvoir se représenter quoi que ce soit. Les patients souffrant de dépression indifférente, comme ceux souffrant de dépression hypocondriaque peuvent se décrire comme complètement transformés par rapport à la personne qu'ils étaient avant. Ils disent par exemple ne plus être la même personne, qu'ils ne seraient plus les mêmes. Dans ces cas, on parle de véritable dépersonnalisation[49]. Elle n'a rien à voir avec les idées de transformation que l'on observe dans les schizophrénies, dans lesquelles ce n'est pas la personnalité en soi, mais au contraire l'environnement qui est perçu comme modifié.

Les euphories pures sont opposées aux dépressions pures. La plus fréquente est l'***euphorie hypocondriaque*** dans laquelle les mêmes plaintes que celles de la dépression sont exprimées, mais étrangement mêlées à une humeur enjouée. Peut-être existe-t-il de même une ***euphorie indifférente*** qui reprendrait également le ressenti de la dépression indifférente. Dans l'***euphorie confabulatoire***, les patients racontent des histoires fantastiques dont le contenu est joyeux ou sensationnel. Il est possible que l'euphorie confabulatoire, parce qu'elle implique les processus de pensée, est le pendant de la dépression soupçonneuse. Dans l'***euphorie exaltée***, on trouve des idées de félicité similaires à celle de la psychose de félicité sans autre élément en faveur d'une psychose cycloïde. Peut-être est-elle le pendant de la dépression tourmentée, par la prédominance d'une idéation exaltant le moi, la volonté de rendre les autres heureux, qui s'oppose aux idées d'auto-dévalorisation et de culpabilité vis-à-vis des autres. Enfin l'***euphorie improductive*** serait le pendant de la dépression agitée avec une joie sans raison.

---

[49] Leonhard parle d'aliénation pour tout le reste, il ne parle de dépersonnalisation que lorsque la personne a l'impression d'être changée (NdT).

TROUBLES DE LA PERSONNALITE

Kraepelin, parmi beaucoup d'autres, et en particulier Kurt Schneider, a traité de la caractérisation et d'une classification des personnalités anormales. Dans la psychiatrie allemande, le terme de "psychopathe" est utilisé pour qualifier des personnalités qui s'écartent de la moyenne certes, mais qui de plus font souffrir soit les personnes elles-mêmes, soit leur entourage. Comme la psychopathie est beaucoup plus gênante dans ce dernier cas, ce concept a acquis une forte connotation négative. Dans la littérature anglo-américaine la notion de "psychopathie[50]" fait même exclusivement référence aux personnes qui ne sont pas capables de s'adapter socialement. Ce concept est donc entaché d'un jugement moral qui n'est pas justifié scientifiquement. En fait, le même individu ayant un trouble de la personnalité au point d'être une charge pour la société, peut en devenir un membre de valeur, dès lors qu'il a trouvé une position qui soit adaptée à sa nature. Cela est vrai pour presque tous les troubles de la personnalité. La personnalité anankastique tend non seulement aux symptômes obsessionnels-compulsifs, mais peut aussi, par sa grande conscience professionnelle, être un membre particulièrement fiable de la société. La personnalité paranoïaque n'a pas qu'une inclinaison à la sensitivité, la combativité et à l'arrogance, mais peut parvenir à des réalisations remarquables par la poursuite de ses ambitions. La personnalité hyperthymique ne présente pas seulement le risque de se disperser par son hyperactivité, mais son élan infatigable peut aussi être un avantage significatif. La personnalité hystérique ne fait pas que se faire remarquer par de petites tromperies pathologiques, mais elle peut aussi, grâce à son penchant pour la fantaisie, parvenir à de belles réalisations artistiques. La personnalité hypersensible n'a pas qu'une humeur excessivement réactive, mais elle s'accompagne aussi d'un tempérament plus doux et plus social que les autres.

La sévérité du trouble de la personnalité ne provient qu'en partie de son retentissement social ou plutôt asocial. Il suffit que la position sociale soit

[50] Attention ! Comme le souligne Leonhard dans ce passage, il n'utilise pas le terme de psychopathie ou de psychopathe sans le sens ou nous l'entendons aujourd'hui. Chez lui cela recouvre ce que nous entendons comme "trouble de la personnalité". C'est cette terminologie que nous avons adoptée dans la suite du texte. Nous avons conservé le terme de trait, de tempérament ou de personnalité accentué lorsqu'il s'agit d'un mode de réaction préférentiel que l'individu reste capable de moduler, voir de changer en fonction du contexte (NdT).

inappropriée pour que la personne soit en situation d'échec alors qu'elle n'a qu'un trouble léger. A l'inverse, dans une position favorable, un sujet présentant un trouble sévère peut fonctionner parfois au-dessus de la moyenne. Il n'y a donc pas de différence fondamentale entre ceux qui se trouvent en situation d'échec ou sont à la charge de leur entourage et ceux souffrant du même trouble de la personnalité mais qui ont trouvé dans leur vie une position plus adaptée. C'est très différent du domaine des névroses dans lequel des personnes de nature similaire peuvent rester saines ou devenir névrosées selon les circonstances extérieures. L'évolution d'une névrose vers des manifestations symptomatiques sera influencée ou déterminée par les circonstances extérieures. A l'inverse, un trouble de la personnalité correspond à un état permanent qui est indépendant des événements extérieurs et qui ne peut pas disparaître.

Avec cela, on ne dit rien de ce qui peut expliquer les troubles de la personnalité. Ses causes sont sujettes à controverse, entre l'inné, c.-à-d. essentiellement conditionnée par l'hérédité, et l'acquis, principalement en lien avec l'empreinte de la petite enfance. Pour autant que cette dernière joue un rôle, on ne doit pas l'envisager comme l'effet d'un événement exceptionnel, quelle que soit sa brutalité, mais seulement comme l'effet d'une exposition persistante à des influences néfastes. Par exemple chez un sujet souffrant d’un trouble de la personnalité anankastique, dont le père souffrait du même trouble, on peut se demander s'il a hérité du terrain ou si sa personnalité résulte d'une exposition continue à l'éducation paternelle.

Dans les personnalités anormales, on compte aussi les personnes qui présentent une sexualité déviante, ou comme on dit lorsque la déviance est marquée, une perversion. Fréquemment cela s'accompagne d'autres troubles du comportement, mais ce n'est pas fondamentalement nécessaire. La déviance sexuelle peut être de nature tout à fait distincte d'un trouble de la personnalité et sera par conséquent traitée séparément.

Troubles de la personnalité et personnalités accentuées

Lorsque je parle des troubles de la personnalité, cela ne comprend pas seulement les formes sévères. Avec les névroses nous verrons qu'il est important de reconnaître de légères anomalies, puisque cela conditionne la forme que prendra le traitement. Je dois par conséquent aussi envisager les traits de caractère, que l'on ne considère pas comme anormaux mais qui le seraient s'ils devaient être plus marqués. J'appelle ces personnes avec de tels traits de caractère des personnalités accentuées, pour signifier qu'elles présentent des caractéristiques individuelles qui en soi ne sont pas anormales, mais qu'il ne faut pas négliger lors de l'évaluation d'une névrose. On insiste une fois de plus sur le fait que des traits accentués n'ont généralement pas de conséquences négatives. S'ils sont suffisamment atténués, ils donnent à la personnalité une touche personnelle qui permet à chacun d'avoir sa personnalité propre. La personne qui ne présente pas quelques traits anankastiques, paranoïaques, hystériques ou autres, n'a pas de personnalité propre.

Inversement pour un trouble de la personnalité, on peut parler d'une exagération des traits de caractère normaux. Mais un trouble de la personnalité peut aussi correspondre à l'expression atténuée de symptômes psychotiques comme on le voit dans l'hyperthymie, le trait dépressif ou le trait cyclothymique.

Comme je n'envisage pas seulement les personnalités anormales, mais aussi les personnalités accentuées, alors je dois répondre à la question de savoir si on peut mettre en évidence de telles subtilités cliniques avec un degré de certitude suffisant. Kurt Schneider a pensé qu'en raison de forts recouvrements entre les différentes formes, il est en pratique difficile de reconnaître les types différenciés. Je ne peux pas être d'accord avec lui. Il est possible, dès lors que l'on observe directement les modes de réaction des patients, de déterminer les traits de caractère, qu'ils soient anormaux comme dans les troubles de la personnalité ou simplement nettement accentués, et ce, quel que soit le nombre de traits. C'est ce que nous ont enseigné nos observations auprès des névrosés, qui ont parfois un trouble de la personnalité, mais beaucoup plus communément une personnalité accentuée.

En dehors de cela, la présentation des troubles de la personnalité qui va suivre est largement inspirée des descriptions classiques. Si dans certains cas, les limites que je présente ne sont pas habituelles, elles ne sont pas le fruit de réflexions théoriques mais résultent d'observations issues de situations diagnostiques pratiques.

Si on cherche à trouver les bons côtés des troubles de la personnalité, c'est probablement dans le ***type épileptoïde***[51] que ce sera le plus difficile. Ces personnes ne peuvent mener leur vie de façon réfléchie et raisonnée, mais réagissent en fonction de leur humeur ou de façon impulsive. Ils

[51] Il s'agit sans doute de ce qui se rapproche le plus de notre personnalité sociopathique, cf. le type héboïde (NdT).

s'emportent si quelque chose ne leur plaît pas et présentent des colères subites. Le caractère emporté du trait épileptoïde ne doit pas être confondu avec la simple irritabilité que l'on observe avant tout dans les états neurasthéniques. Ils ne sont pas nécessairement hypersensibles à toutes les petites contrariétés, ils peuvent même y réagir de façon un peu émoussée. Les colères n'éclatent que si le désagrément dépasse un certain seuil ou s'il intervient alors que le sujet est de mauvaise humeur. De par leur impulsivité les sujets de type épileptoïde mènent une vie instable. Ils changent souvent de travail et ont tendance à l'abus chronique d'alcool. Les jeunes fugueurs pour lesquels on parle de poriomanie[52] sont dans une large mesure de type épileptoïde. Les filles de ce type se distinguent souvent par leurs pulsions sexuelles. Les épileptoïdes ont en commun avec les épileptiques leur manière d'être et leur carrure athlétique. L'existence d'une relation plus étroite entre le type épileptoïde et l'épilepsie reste une question ouverte. En aucun cas on ne doit évoquer cette forme de personnalité anormale si le trait n'est présent que dans une faible mesure. Dans ce cas, je parle de personnalité de ***<u>type incontrôlé</u>*** chez les sujets qui ont dans leur façon de réagir quelque chose de primitif, d'impulsif et qui ont également tendance à une certaine instabilité. Mais ces personnalités ne présentent pas de comportement social aussi manifestement déviant que le type épileptoïde. Cependant, sous l'effet de l'alcool, une irritabilité brutale peut également émerger chez de telles personnes.

D'une certaine façon, le caractère du ***<u>type anankastique</u>*** est presque à l'opposé du type épileptoïde. Ces personnes ne peuvent pas réagir de façon impulsive selon leurs émotions ou leurs humeurs, mais doivent d'abord tout considérer en détail. Même après cela, ils ont des difficultés à prendre une décision. Là où il n'y a plus de raison objective d'hésiter, ils pensent qu'une nouvelle vérification pourrait apporter des éléments essentiels. Ils ont souvent du mal à terminer un travail car ils doivent toujours le revérifier pour s'assurer que tout est bon. De même lorsqu'ils ont la charge d'une responsabilité, les personnalités anankastiques s'assurent de n'avoir rien négligé avec une insistance particulière. Ils vérifient encore une fois que le robinet de gaz soit bien fermé. Ils reviennent sur leur pas car il leur est venu l'idée d'avoir accidentellement laissé la porte ouverte. Ils revérifient leurs poches pour s'assurer que la lettre importante qu'ils viennent de poster n'y serait pas encore. Dans les cas les plus sévères, même les vérifications ne suffisent pas à les rassurer, on est alors face à des obsessions et des compulsions, c.-à-d. face à une névrose obsessionnelle, que nous verrons plus précisément dans le cadre des névroses. Lorsque le trait n'est pas trop prononcé, plus proche de la

[52] *Poreîa* : voyage, fugue impulsive, subite, sans raison et sans but compréhensible (NdT).

normalité, je décris ces gens comme de ***type hyper-méticuleux***. On peut dire de ces personnes qu'elles font les choses soigneusement, qu'elles prennent leur responsabilité, qu'elles en font plus que les autres, mais sans avoir une tendance sérieuse aux doutes ou aux ruminations. Ces personnes sont très appréciées au travail en raison de leur grande conscience professionnelle, mais elles sont également taxées de pédantes en raison de leur rigueur excessive. Mais cela n'a rien à voir avec une réelle pédanterie que l'on peut voir chez les épileptiques et parfois dans le type épileptoïde. Il s'agit d'un sens des responsabilités qui s'applique dans le détail.

Plus encore que le type épileptoïde, c'est le ***type hystérique*** qui s'oppose au trait anankastique, puisqu'à l'indécision anankastique s'opposent les décisions impulsives des personnalités hystériques. Plutôt que de tendre vers des objectifs réels qui sont souvent difficiles à réaliser, les personnalités hystériques évitent les difficultés pour ne s'intéresser sur un coup de tête qu'à ce qui peut leur être utile dans l'instant. En cela ils sont aidés par une aptitude particulière à pouvoir repousser tout ce qui leur est désagréable, hors du champ de leur conscience. Là où un autre devrait mentir pour parvenir à un objectif égoïste, la personnalité hystérique refoule la réalité objective et peut ainsi ne pas dire la vérité, sans en être tout à fait consciente. Ainsi les menteurs et les imposteurs que l'on dit pathologiques parce qu'ils vivent leur rôle à un point tel que leur imposture ne leur est plus consciente, seraient mieux décrits comme des menteurs et des imposteurs hystériques. Si à ce trait s'ajoute un don pour la fantaisie, il peut en résulter une mythomanie, dans laquelle les petites supercheries sont étayées par des histoires imaginaires. Parfois les imposteurs hystériques ne cherchent qu'à se mettre en valeur, en usurpant des noms et des titres nobiliaires, parfois ils poursuivent des objectifs très matérialistes comme promettre le mariage à une femme pour lui soutirer de l'argent. Les personnalités hystériques peuvent aussi déplacer la réalité de telle manière qu'elles feignent une maladie en étant conscientes d'être en réalité parfaitement bien portantes. C'est sous cette forme que nous, médecins, les rencontrons le plus souvent. Certains veulent seulement ne plus travailler pendant un certain temps, d'autres cherchent à obtenir une pension d'invalidité, et on parle alors de "névrose d'indemnisation".

Les sujets n'ont recours au mécanisme de refoulement qu'à l'encontre des pensées au contenu désagréable, il est donc toujours prêt à être utilisé et lorsqu'ils ont quelque chose de désagréable et de difficile à esquiver, ils l'oublient tout simplement. Comme ce n'est pas la façon par laquelle les choses aboutissent en général, ce comportement du trait hystérique n'apporte qu'un soulagement provisoire et est nuisible sur la durée. L'imposteur, après des succès à court terme, finit toujours en prison et une pension d'invalidité ne remplace pas une vie sociale normale. Il n'en reste pas moins que le comportement du sujet vise toujours un objectif. Et c'est bien là le critère important de ce qu'on nomme le trait hystérique. Nous traiterons précisément ce point dans les névroses.

Si notre vision des personnalités hystériques en tant que médecin se résume à des gens qui feignent des maladies et qui ne se distinguent d'un simulateur que parce qu'ils n'ont pas conscience de leur imposture, alors notre tableau est partial. En effet, le trait hystérique du refoulement donne à ces personnalités la capacité de réaliser de belles performances théâtrales. L'acteur vit alors directement sur scène le personnage qu'il interprète. Il ne joue pas le roi Lear, Egmont ou Marie Stuart, mais il est le personnage. Il s'agit de l'aspect positif du même trait qui peut en faire un imposteur pathologique. Tous les deux peuvent oublier qui ils sont et peuvent vivre ce que d'autres ne pourront que simuler ou imiter. Les poètes ont également fréquemment un trait hystérique, car cela favorise leur production imaginative si facilement éteinte par la réalité. On en vient à la conclusion que l'impact positif ou négatif de ce trait dépend du reste de la personnalité ainsi que des circonstances. Des gens qui ont de hautes valeurs morales ne laissent pas ce mécanisme se mettre en place lorsqu'il n'est pas adapté. Néanmoins il présente toujours un danger à cet égard puisqu'il est tentant de faire appel au refoulement pour échapper sur le moment à un désagrément.

Lorsque le trait hystérique n'est pas trop prononcé, plus proche de la normalité, il permet à la personne de s'adapter à des situations données, c.-à-d. de ne pas seulement se comporter tel qu'elle est par nature, mais de façon plus adaptée à la situation qui s'offre à elle. Ainsi se comporter de façon à faire bonne impression, susciter la sympathie ou la compassion en accord avec le contexte. Lorsque cela reste dans cette frange de la normalité, je ne parle plus de personnalité hystérique, mais de personnalité démonstrative ou de ***type démonstratif***. Dans un contexte plus défavorable, on peut également observer chez eux des manifestations plus grossières.

Le regard des autres, le prestige, ne sont qu'un des objectifs possibles de la personnalité hystérique. En revanche, la recherche d'une mise en valeur de sa propre personne est un trait saillant de la personnalité de ***type paranoïaque***, même si celle-ci n'a pas à être ostentatoire. Il s'y ajoute une sensibilité excessive à toute discrimination réelle ou présumée. La dénomination de personnalité paranoïaque tient au fait que les personnes qui en sont atteintes peuvent adhérer à ces croyances jusqu'au délire, par exemple se prendre pour un inventeur sans l'être ou croire être la victime d'une machination alors qu'objectivement il n'en est rien. Ce comportement trouve ses origines dans des expériences émotionnelles anormalement persistantes. Ainsi, si plusieurs évènements de ce genre s'enchaînent, les affects s'accumulent et entraînent la fixation de la pensée dans une attitude partiale. Comme nous le verrons plus en détail dans les processus paranoïaques, le mécanisme d'amplification de ces réactions affectives tient généralement au phénomène de va-et-vient émotionnel qui accompagne les alternances entre succès et échecs. Ainsi, les croyances et les attitudes anormales s'observent-elles surtout lorsque les objectifs personnels, ou même égoïstes, rencontrent une résistance, chaque fois réaffirmée, de la part de l'entourage. C'est pour cela que les personnalités paranoïaques ne se fixent pas sur des questions de respect excessif des autres ou de sens anormal du devoir, mais par là, leur objectif est de s'affirmer, voire de s'imposer à leur entourage et en tout cas de ne pas se laisser rabaisser. Cela en fait des personnes qui surestiment leurs capacités et qui préfèrent expliquer leurs échecs par la malveillance des autres.

A un moindre degré, dans une frange plus proche de la normale, le trait paranoïaque se caractérise par de fortes ambitions et une sensibilité exacerbée à toute atteinte de leurs droits. Ils ont également tendance à défendre le droit des autres. Cependant leur réaction à une offense personnelle est plus importante. Lorsqu'il n'y a pas de manifestations plus importantes, je parle de personnalité de ***type hyper-obstinée***. Par ce trait fondamental de leur caractère, je fais le lien avec les processus hypocondriaques qui peuvent se manifester sur ce terrain, bien que dans ce cas les patients ne présentent ni ambition, ni préoccupation excessive pour les droits individuels.

La persistance anormale de l'affect ne doit pas être confondue avec sa forte réactivité. Les personnalités de ***type émotif*** réagissent de manière anormalement intense. Les évènements chargés en émotions les touchent très fortement que ce soit de la tristesse ou de la joie. Elles se réjouissent ou se démoralisent plus facilement que d'autres. Cela ne prend des proportions cliniquement significatives que dans le sens d'une dépression qui, en lien avec les circonstances extérieures, peut être sérieuse. Nous reviendrons sur les dépressions réactionnelles dans le cadre des névroses. Si on veut également séparer ici un trouble d'une simple accentuation de la personnalité, on peut parler dans le cas d'une dépression réactionnelle d'un terrain de personnalité de ***type réactif-labile***, et réserver le nom de personnalité émotive lorsque cela reste à un niveau d'intensité plus proche de la normale. On dit souvent de ces dernières que ce sont des cœurs tendres, pour signifier qu'elles s'apitoient facilement sur leur propre malheur, mais qu'elles ont aussi beaucoup de compassion pour les autres. Elles pleurent facilement, elles ne peuvent voir une pièce de théâtre un peu larmoyante sans verser une larme. Il n'est pas aisé de savoir si c'est leur ressenti émotionnel qui est anormalement développé ou si c'est la manifestation de leur émotion qui est facilitée. Dans la joie, leur réactivité plus fine s'exprime par le fait qu'elles recherchent des plaisirs moins intenses, elles prennent du plaisir à contempler la nature et les fleurs ou à lire des histoires écrites pour les enfants.

Le tempérament[53] de ***type cyclothymique*** présente également une humeur anormalement dépendante des influences extérieures. Cependant cette instabilité ne se manifeste pas avec le même degré de réactivité que le type émotif. Il s'agit moins d'une réactivité des émotions que d'une réactivité de l'humeur. Un événement joyeux touche le type émotif pour ce qu'il est, c.-à-d. par une réaction émotionnelle normale même si elle est plus intense. Par contre les personnalités cyclothymiques y réagiront par une élévation générale de l'humeur. Il ne s'agit pas d'une réaction spécifique. Il suffit que l'entourage soit globalement enjoué pour que cela exerce une influence positive sur l'humeur des cyclothymiques de sorte que leur humeur s'égaye. A l'inverse, le type émotif n'y trouverait peut-être rien qui puisse les réjouir. Les évènements extérieurs sont, pour les cyclothymiques, davantage des facteurs déclenchants que des facteurs causaux. Leur disposition anormale à l'enjouement ou la tristesse trouve son origine dans une instabilité interne de l'humeur qui n'est qu'initiée par le contexte. Ainsi l'humeur a tendance à se maintenir dans une certaine mesure et à persister bien au-delà de l'événement déclenchant.

Parfois les fluctuations de l'humeur ont également une origine interne. Sans raison apparente, les cyclothymiques peuvent être tristes ou exaltés pendant des jours ou des heures. De par leurs oscillations de l'humeur entre les deux pôles, on peut y reconnaître la parenté avec la PMD. Certains patients souffrant de ce trouble de l'humeur ont un tempérament cyclothymique, c.-à-d. qu'ils présentent des oscillations de moindre intensité entre les deux pôles, même durant leurs intervalles libres. Dans ce cas le trait peut être décrit comme une forme atténuée de la pathologie elle-même. Cependant tous les tempéraments cyclothymiques ne doivent pas être vus comme ayant un lien avec la PMD, ils existent également sous une forme indépendante.

Dans ces oscillations vers l'un ou l'autre pôle, le tempérament cyclothymique présente des liens avec les tempéraments de ***type hyperthymique*** et de ***type sub-dépressif***. Par conséquent ces deux types ne se manifestent pas uniquement par une humeur respectivement enjouée ou triste. Avec l'enjouement, il y a aussi une hyperactivité et un

---

[53] Leonhard utilise dans ce cas précis le terme de personnalité, mais utilisera par la suite plus volontiers le terme de tempérament. Celui-ci étant plus actuel, c'est cette terminologie qui a été retenue (NdT).

relâchement dans la succession logique des pensées qui peut aller jusqu'à une légère fuite des idées. Avec la tristesse apparaît conjointement un ralentissement général de l'action et de la pensée.

Les concepts de tempéraments hyperthymique et sub-dépressif correspondent à une symptomatologie maniaque et mélancolique atténuée. Dans les cas typiques, le trait hyperthymique se manifeste par un enjouement, une hyperactivité et une pensée discursive. Cependant l'une ou l'autre dimension symptomatique peut prédominer de sorte que l'on peut observer un enjouement calme ou une hyperactivité sans joie. Dans les cas typiques, le trait sub-dépressif se caractérise par un sérieux anormal et une certaine lenteur. Mais ici aussi peut également prédominer l'une ou l'autre dimension symptomatique. Il ne doit pas forcément exister de lien avec une vraie manie ou une véritable mélancolie.

Si on veut caractériser le tempérament hyperthymique comme étant dans les limites de la normalité on peut parler d'un ***type énergique***. Les cyclothymiques peuvent être caractérisés dans cette frange plus proche de la normalité comme un ***type lunatique***, et les sub-dépressifs comme des tempéraments de ***type taciturne***[54].

Il y a un continuum entre les trois tempéraments. Les cyclothymiques peuvent être principalement hyperthymiques ou principalement sub-dépressifs. De même pour ces deux derniers tempéraments, on peut observer de temps en temps des changements brusques de l'humeur. Les tempéraments hyperthymiques, qui ne présentent habituellement aucune tendance dépressive, peuvent parfois présenter de façon inattendue ce type de réaction face à des évènements de vie majeurs pouvant aller jusqu'au suicide. A l'inverse, des tempéraments sub-dépressifs sont parfois tellement stimulés par une bonne compagnie, et peut-être un peu aidés par l'alcool, qu'ils ressemblent à des hyperthymiques. Cependant cette instabilité ne s'observe que chez certains hyperthymiques et certains sub-dépressifs. Pour les autres, le tempérament est fermement ancré et ne varie pas. Dans ce contexte, il faut rappeler que toutes les manies et toutes les mélancolies n'inclinent pas non plus à la bipolarité.

---

[54] La phrase suivante a été retirée du texte puisqu'elle n'a plus lieu d'être en raison des choix de traduction que nous avons fait : "*Während man beim Begriff des Dysthymen mehr an eine mißmutige als an eine ernste Stimmung denkt, entspricht der Begriff des Hyperthymen dem des Hypomanischen.*" : "La notion de dysthymie correspond plus à une humeur morose qu'à une humeur sérieuse (taciturne), de la même façon que le concept d'hyperthymie correspond à celui d'hypomanie". Ce que Leonhard nommais tempérament sérieux, nous l'avions nommé "taciturne" justement pour éviter l'ambigüité de cet adjectif (consciencieux, réfléchi). De même "hypomaniaque" a été traduit dès le début par "hyperthymique" pour ne pas le confondre avec le concept d'hypomanie que nous utilisons aujourd'hui et qui est en entier inclus dans la notion de PMD chez Leonhard (NdT).

Parmi les cyclothymiques, il y a des personnes qui tendent à présenter des virages de l'humeur extrêmes, c.-à-d. allant de l'enthousiasme au désespoir. Rappelons que dans la psychose d'anxiété-félicité, on retrouve ce sous-type de tempérament souvent en dehors des accès psychotiques. Sinon, on le rencontre notamment chez les acteurs et les poètes qui trouvent dans leur hypersensibilité, plus aisément que d'autres, de quoi alimenter leurs représentations artistiques. Je peux parler d'eux comme d'un tempérament cyclothymique-exubérant ou plus brièvement d'un tempérament exubérant.

Dans les tempéraments cyclothymiques comme sub-dépressifs, on observe fréquemment une tendance à l'anxiété. Mais indépendamment de cela, il y a aussi les tempéraments de ***type anxieux***. Pendant leur enfance, ces personnes sautent particulièrement aux yeux, elles ont peur de l'obscurité, des orages, les grands animaux, des personnes qui inspirent le respect. Devenues adultes elles peuvent généralement gérer leur anxiété, mais restent souvent toute leur vie anormalement effrayées par le danger et se mettent rapidement en retrait lors d'un désaccord avec des personnes plus fortes.

Avec cela, j'ai fini de décrire les principaux troubles de la personnalité et personnalités accentuées. On parle aussi de personnalités de ***type instable***, et d'aucuns avancent que ce type pourrait jouer un rôle majeur parmi les troubles de la personnalité. Certains qualifient d'instables les personnes qui ne parviennent pas à gérer leur vie, si bien qu'il peut s'agir aussi bien de personnalités épileptoïdes, hystériques ou hyperthymiques. C'est pourquoi la notion n'est pas adaptée pour une définition scientifique. Ou alors il faudrait restreindre la notion d'instabilité à une faiblesse première de la volonté pour pouvoir la différencier des types susnommés. Mais cette forme de trouble de la personnalité dans laquelle la faiblesse de la volonté serait primaire est en pratique beaucoup plus rare que l'on pourrait le croire. La plupart de ceux qui sont dit instables répondent à l'un des types déjà développés. Aussi les alcooliques, que certains disent être velléitaires, ne le sont que dans de rares cas. A côté des épileptoïdes et des hyperthymiques, ce sont surtout les cyclothymiques qui apprécient l'alcool parce qu'ils chassent leur humeur sub-dépressive pour la remplacer par une humeur enjouée. D'autre part, il ne fait pas de doute que dans la vie réelle beaucoup de gens sont velléitaires de nature et reculent devant des difficultés. Cependant il semble rare que ce trait atteigne une telle importance que l'on pourrait le qualifier de pathologique et que l'on puisse le rencontrer en psychiatrie.

De même, je n'ai pas observé de patients présentant de froideur affective, parfois aussi appelés des troubles de la personnalité de ***type héboïde***[55], qui devraient être si fréquents parmi les criminels. Pour autant que j'aie pu le constater chez les criminels que j'ai examinés, il semble que ce soit surtout les épileptoïdes qui pourraient être décrits ainsi. Dans leur excitation impulsive, le sens moral disparaît et ils sont alors décrits comme étant froids de nature. Ceux-ci ont aussi un esprit plus primitif, plus "biologique" comme cela se manifeste par exemple par leur amour pour les enfants ou leur attachement aux animaux.

Les gens pour lesquels on parle de trouble de la personnalité de ***type schizoïde*** peuvent avoir des structures très différentes. Des personnalités anankastiques inhibées, anxieuses timides, paranoïdes-exubérantes, correspondent à ce diagnostic de la même façon que les héboïdes sont en fait des épileptoïdes primitifs. La notion de schizoïdie se justifierait probablement chez les personnes pour lesquelles aucun fondement psychopathologique, par exemple anxieux ou anankastique, n'expliquerait la perte de contact avec l'entourage et le fait de mener une vie retirée et marginale. Mais la majeure partie de ces personnes n'est probablement pas que schizoïde, mais présente une schizophrénie latente. S'il s'agit d'un rejet actif de l'entourage, on peut parler de personnalité de type autistique, encore faut-il ne pas y inclure des gens qui ne cherchent ainsi qu'à se débarrasser de certaines difficultés de la vie. Il faut rajouter que certaines personnes ont des pensées plus orientées vers leur monde intérieur que vers l'extérieur. On parle de type introverti et on les oppose au type extraverti.

Jusqu'à présent nous n'avons évoqué que les personnalités présentant un seul trait anormal ou accentué. Il existe des combinaisons qui peuvent se décomposer de telle sorte que chaque trait élémentaire garde ses caractéristiques identifiables. Les gens qui ont en même temps les traits hystériques et cyclothymiques présentent parallèlement des fluctuations de l'humeur et un comportement démonstratif. Les personnes qui sont en même temps de types épileptoïde et anxieux, voient certaines de leurs réactions inhibées par l'anxiété, mais manifestent en beaucoup d'autres occasions des actions impulsives. Cependant quelques traits de caractère se modifient mutuellement, l'un renforçant ou réduisant les manifestations de l'autre et vice versa.

Un exemple d'interaction d'un trait sur l'autre est la combinaison d'un trait anankastique et d'un trait épileptoïde. On observe qu'au gré des circonstances, le sujet réagit de façon plus anankastique, ou plus épileptoïde, mais en même temps on constate une compensation entre la

---

[55] A présent nommés psychopathes, ou sociopathes (NdT).

réactivité instinctuelle du type épileptoïde et la tendance anankastique à d'abord bien tout considérer précisément. Les traits anankastiques et hystériques semblent se compenser mutuellement dans la prise de décision qui se normalise entre la tendance à l'hésitation d'une part et les coups de tête de l'autre. Quoi qu'il en soit je n'ai jamais pu observer de gens qui d'un côté mûrissent longuement leur décision et de l'autre tendent à refouler leur doutes[56]. Les tempéraments hyperthymiques et sub-dépressifs semblent également se compenser l'un l'autre, de sorte que le tempérament moyen est normal, c.-à-d. de nature syntone. C'est ce qui ressort de l'étude des apparentés de patients souffrant de PMD. L'association n'induit donc pas de tempérament cyclothymique comme on aurait pu le penser. Le fait que la combinaison de deux traits de personnalité anormaux puisse engendrer un tempérament normal mérite d'être relevé.

Si la combinaison de deux traits de caractère fait qu'ils se renforcent mutuellement, le trouble est tel qu'on le reconnaît plutôt comme un processus pathologique. Aussi ces combinaisons seront évoquées ultérieurement dans le chapitre consacré.

Les troubles des conduites sexuelles

Une partie des comportements sexuels anormaux est en lien avec un trouble de la personnalité, les sujets ne parvenant pas à acquérir une sexualité normale. Il ne s'agit alors pas d'une "sexopathie", ou d'un trouble des conduites sexuelles, mais d'une névrose qui se manifeste par un comportement sexuel anormal. On pourrait parler de "névrose sexuelle", si on veut mettre l'accent sur la sexualité, mais le trouble s'intègre dans la structure des différentes formes de névroses. Ainsi, nous allons décrire l'impuissance psychogène comme une névrose touchant à la sexualité.

La tension d'attente qui fonde la névrose de performance[57] est aussi à la base du trouble, et s'accompagne donc d'une frigidité. En effet, l'acte sexuel ne s'accompagne pas que de sentiments purement érotiques et sexuels, mais aussi de tensions qui viennent en perturber le déroulement :

[56] "*leichtfertig zu verdrängen, was ihre Entschlußfreudigkeit dampfen konnte*" : tendent à refouler, ce qui pourrait amoindrir leur facilité à prendre des décisions. Replacer cette longue phrase par doute est une interprétation, mais elle est sinon extrêmement laborieuse à comprendre (NdT).

[57] *Erwartungsspannung* : littéralement tension d'attente, un concept proche, mais pas superposable à celui d'anxiété anticipatoire. C'est un concept fondamental dans les névroses selon Leonhard que nous avons traduit par névrose de performance (NdT).

peur d'une irruption dans la pièce, crainte de la conception, mais aussi peur de ne pas être à la hauteur. Dans ce cas il peut également s'agir d'une névrose. Mais la plupart du temps ce sont d'autres causes qui expliquent la frigidité.

La femme présente une sexualité qui réagit différemment de celle de l'homme. L'homme peut par un certain désir sexuel parvenir à l'orgasme bien qu'il n'aime pas sa partenaire. Comme le montre le succès des prostituées. La femme de son côté a besoin d'aimer son partenaire physiquement et émotionnellement pour présenter une réaction sexuelle. Ainsi, la plupart des cas de frigidité s'expliquent par un désir physique et mental insuffisant pour induire une excitation pouvant aller jusqu'à l'orgasme. Dans cet esprit, tout homme peut se satisfaire par la masturbation, alors que de nombreuses femmes n'y parviennent qu'avec de multiples fantasmes, ou alors pas du tout. D'autres femmes se masturbent toutefois de façon semblable aux hommes et parviennent facilement à l'excitation. Ces mêmes femmes parviennent rapidement à l'excitation lors d'un rapport sexuel, et donc ne souffrent pas de frigidité. Comme me l'ont montré mes recherches sur les personnes ayant une sexualité déviante ("Des instincts et instincts primaires dans la sexualité humaine"[58]), une minorité de femmes ont un processus orgasmique masculin alors que la majorité des femmes ne parviennent à l'excitation que bien plus lentement et difficilement. En revanche, si le processus féminin parvient à son point culminant, il peut s'y maintenir plus longuement que chez l'homme; l'orgasme peut se répéter en vagues, plusieurs fois de suite, alors que chez l'homme, l'orgasme est habituellement suivi d'une inexcitabilité physiologique, se manifestant par une pause plus ou moins longue. Dans de rares cas, une série d'orgasmes en vagues de type féminin peuvent survenir chez l'homme.

Le processus qui mène à l'excitation sexuelle chez la femme est plus lent de sorte qu'un jeu amoureux plus long doit précéder l'acte sexuel. Ainsi la frigidité féminine n'est le plus souvent aucunement la conséquence d'un trouble névrotique, mais le fruit d'une inadéquation entre le temps que met leur excitation à se développer par rapport à la vitesse à laquelle elle se développe chez l'homme. Peut-être qu'à l'avenir le développement phylogénique fera que la femme devienne aussi capable d'une réactivité sexuelle aussi rapide que celle de l'homme, comme le montre une capacité d'excitation très "masculine" chez un grand nombre de femmes déjà.

D'autres anomalies du comportement sexuel peuvent être comprises comme des compromis face à une situation qui bloque le processus

[58] Ferdinand Enke Verlag, Stuttgart 1964

normal, comme un obstacle extérieur ou comme une nature qui inhibe les relations sexuelles normales. C'est une de ces complications qui explique la pédophilie, c.-à-d. l'attirance sexuelle envers les enfants. Celle-ci est surtout observée chez des hommes d'âge mûr ou dans le cadre d'un retard mental chez l'homme jeune. C'est aussi chez ce dernier que l'on observe essentiellement la zoophilie, c.-à-d. les relations sexuelles avec des animaux. L'inceste, les relations sexuelles entre consanguins, est le plus souvent la conséquence d'une inhibition dans la recherche des contacts en dehors du cercle familial. Je n'ai que rarement observé d'inclinaisons anormales à l'origine de cette déviance. Le plus souvent l'inhibition était le résultat d'une personnalité anankastique.

Le sadisme et le masochisme ont des relations avec la sexualité normale : l'activité masculine peut aller jusqu'à atteindre la violence, la passivité féminine jusqu'à la tendance à l'endurer. Cependant le sadisme et le masochisme sont à aborder comme des anomalies évidentes, quand l'envie de torturer ou d'être torturé sort du cadre de la sexualité et devient un objectif en tant que tel. Le sadisme peut alors aller jusqu'au viol avec meurtre. Une autre déviance est l'exhibitionnisme, le désir qu'ont certains hommes à exhiber leurs organes génitaux devant des femmes. Souvent le désir est plus pressant sous l'emprise de l'alcool. Les fétichistes ne sont pas excités sexuellement par un partenaire et ses zones érogènes, mais par les autres régions de corps ou aussi par des vêtements. Les travestis sont pour partie des fétichistes qui aiment porter les vêtements féminins à l'origine de leur excitation sexuelle. L'autre partie est constituée d'homosexuels qui cherchent à être approchés par des gens du même sexe. Dans ce dernier cas, ils souhaitent parfois aussi modifier leur corps et changer de sexe. Les voyeurs trouvent leur satisfaction dans l'observation des couples pendant l'acte sexuel. Enfin, la nécrophilie est l'attirance sexuelle pour les morts.

Lorsque la déviance est importante, mes observations m'incitent à penser qu'il s'agit d'un retour d'instincts primitifs qui ont pu jouer un rôle au cours du développement de la personne. C'est également vrai pour certains cas d'homosexualité, pour lesquels il existe une disposition pour leur orientation sexuelle qui remonte à la puberté. De la même façon, le fétichisme semble être déterminé pendant la puberté. Dans les autres cas, l'homosexualité trouve ses racines dans la constitution de l'individu, par laquelle la structure sexuelle de l'homme présente des traits féminins, ou celle de la femme des traits masculins.

Certains comportements de vols pathologiques, dans lesquels les objets ne sont pas volés dans un but utilitaire, mais simplement accumulés, peuvent avoir la sexualité comme toile de fond. Certaines femmes masochistes aiment l'idée d'être découvertes en train de voler pour en savourer la honte et l'humiliation. On parle alors de kleptomanie. De même le fait de mettre le feu de façon fréquente et incompréhensible peut avoir un fondement sexuel. Dans les rares cas qui peuvent être interprétés comme cela, on peut parler de pyromanie.

Avec cela, je n'ai donné qu'un résumé des déviances sexuelles. On en trouve un exposé plus détaillé dans l'ouvrage susmentionné.

LES PROCESSUS PSYCHIQUES PARANOÏAQUES ET NEVROTIQUES

Le concept de névrose diffère d'une école psychothérapique à une autre. Dans ce qui va suivre, j'entends par "névrose" l'occurrence de comportements gênants résultant de processus psychiques anormaux, qui se développent lorsqu'un individu doit faire face à des événements extérieurs. A l'inverse, on parlera de réaction pour décrire un comportement particulier en réponse à un événement.

En psychiatrie, le concept de processus psychique anormal signifie qu'un comportement inadapté est la conséquence de préoccupations persistantes autour d'expériences ou évènements de vie. Le plus connu est le processus paranoïde. Dans celui-ci, l'individu qui a vécu une expérience frustrante cherche à obtenir satisfaction sans y parvenir malgré des efforts persistants et continus, ce qui ne fait qu'accroître l'investissement affectif qu'il met dans sa lutte. Il peut finir par perdre toute objectivité et se sentir non plus seulement offensé mais victime d'un préjudice intolérable. Un tel processus suit une loi biologique qui veut que les affects soient amplifiés lorsqu'ils oscillent entre deux polarités opposés. Si l'individu, dans ses efforts pour atteindre son objectif, parvient à avancer d'un pas, puis est à nouveau stoppé, s'il alterne entre la réussite et l'échec de sorte qu'il oscille entre un sentiment de satisfaction et celui de déception, alors son investissement affectif va être amplifié. Sans ces oscillations liées aux événements, ce processus ne peut pas se produire. Un échec d'emblée définitif entraîne une déception qui peut être importante, mais qui reste dans des limites normales ; la personne s'en accommode. C'est seulement si l'incertitude persiste et que l'individu oscille continuellement entre espoir et désespoir, que le processus anormal progresse avec un accroissement des affects.

L'amplification des émotions par alternance entre deux pôles est un principe particulièrement important que j'ai déjà décrit plus en détail dans mon ouvrage "psychologie biologique"[59]. Ce mécanisme n'est pas seulement en jeu dans les processus paranoïaques, mais nous allons le retrouver à nouveau dans tous les processus névrotiques. Si une personne

[59] Johann Ambrosius Barth, 4. Aufl., Leipzig 1966

présente un comportement déviant qui ne soit pas qu'une réaction isolée, mais qui soit un trouble permanent, c'est-à-dire une névrose, il y a une telle exagération des émotions que la pensée en est biaisée. Sans de telles amplifications des affects, il n'y aurait pas de comportements névrotiques persistants, même si une prédisposition anormale était déjà présente au niveau de la personnalité. C'est pour cela que dans la description des névroses, nous soulignerons les oscillations d'un affect, l'alternance entre la crainte et le soulagement, l'espoir et la déception. Si l'inquiétude n'a pas de cause extérieure, on note que la personne rumine seule des pensées oscillant entre une perspective agréable et désagréable. Dans la plupart des cas, les facteurs extérieurs et intérieurs se conjuguent. Nous allons illustrer ce processus dans le cadre d'une névrose hypocondriaque.

Par exemple, un homme assiste au décès de son ami par infarctus du myocarde, alors qu'il est encore relativement jeune. Il se met à ressentir une oppression au niveau de la poitrine, il pense lui-même à l'éventualité d'une attaque cardiaque et va chez le médecin. Celui-ci le calme, mais évoque des anomalies mineures. Le patient n'est pas satisfait et consulte d'autres médecins. Ceux-ci sont à nouveau rassurants, mais les craintes du patient sont entretenues par les multiples examens complémentaires et les diagnostics incertains. Il finit par vivre dans la peur de mourir. L'affect a été potentialisé par les allers et retours continus, et son extinction est devenue difficile alors que la petite inquiétude initiale aurait disparu si le diagnostic négatif avait été émis sans ambigüité. D'un autre côté, comme nous le verrons, les personnalités anankastiques initient elles-mêmes leurs doutes pathologiques en alternant entre espoir et anxiété.

Plus généralement, le processus dépend tantôt des conséquences nuisibles d'événements extérieurs, tantôt d'une attitude inappropriée. Une personne peut devenir névrosée en étant ballotée entre satisfaction et déception de façon totalement passive, ou aussi par le fait qu'elle ne peut trouver la solution par elle-même.

Comme le concept de névrose sous-entend que le patient reconnaît être malade, le processus paranoïaque ne peut en faire partie. Néanmoins ce dernier doit être discuté car il est sous-tendu par le même principe dans son développement et il aide à la compréhension des états qui engendrent de la souffrance.

Processus paranoïaque

Les troubles du comportement paranoïaques les plus sévères ne se développent que sur un terrain de personnalité paranoïaque, ou dans le type hyper-obstiné lorsque les affects ont des répercussions excessives. Même lors de circonstances très défavorables, les autres structures de personnalité prennent soin de se détacher du problème à temps, c.-à-d. avant de s'y être trop empêtrées. Même un trait de caractère paranoïaque seul ne suffit généralement pas. Les quérulents, chez qui on peut particulièrement bien observer le processus paranoïaque, sont souvent aussi hyperthymiques. Ainsi, dans le cas où le cours des événements devait mener à un apaisement progressif, les patients parviennent à attiser à nouveau les passions grâce à leur hyperactivité hyperthymique. La plupart du temps il s'agit d'un contentieux juridique que les quérulents maintiennent sans relâche d'une instance à l'autre. Au cours de leur lutte, ils insultent les juges, les experts et les témoins, déposent à maintes reprises de nouvelles requêtes et n'arrêtent pas de harceler les tribunaux même après la fin des procédures. Comme le formalisme juridique fait qu'ils reçoivent systématiquement une réponse, celle-ci est l'aiguillon qui excite leur contre-attaque. Ces va-et-vient continus amplifient tellement l'affect que celui-ci devient prédominant et ancre l'idée d'être victime d'une injustice les faisant passer de l’état de quérulent processif au délire de préjudice. Même si à l'origine il n'y avait qu'une structure de personnalité anormale ou plutôt une combinaison de structures anormales, le processus psychique a fait émerger des idées et des attitudes qu'on ne retrouve par ailleurs que chez les malades mentaux les plus sévères. Quand une idée située au centre du processus n'est pas encore délirante mais occupe néanmoins trop la pensée, on parle d'une idée surinvestie ; on devrait dire en même temps que le patient présente un affect excessif.

Les gens qui se battent avec autant d'acharnement pour leurs droits se distinguent souvent par une intolérance à l'injustice. Celle-ci renforce leur tendance à réagir au moindre préjudice et les amène en outre à se battre également pour les droits des autres. On appelle de tels gens des "fanatiques de la justice" et il faut voir dans "fanatique" la notion d'affect excessif. Une implication plus intense dans chaque cas défendu suppose un engagement personnel, et donc un investissement affectif.

Dans une moindre mesure, les processus paranoïaques sont monnaie courante. Une composante hyperthymique n'est alors plus nécessaire ; de même l'hyper-obstination peut être limitée. Deux personnes qui doivent collaborer alors qu'ils ne s'entendent pas, en arrivent à des querelles, ce qui aboutit facilement à une attitude mutuellement hostile. C'est avant tout le subordonné qui peut mal accepter le comportement de son supérieur en n'y voyant que chicanerie et méchanceté, occasionnant des réactions affectives démesurées. On observe le même phénomène dans le rapport entre le professeur et son élève. Il y a parfois dès le départ une certaine antipathie mutuelle, mais c'est l'impact émotionnel des hauts et des bas qui finissent par rendre la relation insupportable. Ainsi l'enfant nourrit une profonde hostilité à l'encontre de l'enseignant qui l'aurait systématiquement brimé, alors que ce dernier ressent la désobéissance de l'enfant comme des attaques personnelles. Plus souvent encore, belles-mères et belles-filles s'affrontent avec des passions qui peuvent n'être nées que de l'emballement de ce processus. Le caractère paranoïaque est attesté par le fait que chacune ne retient que ce qu'il y a de plus mauvais chez l'autre, révélant ainsi l'inclinaison à percevoir unilatéralement la relation, de façon quasi délirante. La jalousie est un sentiment générant facilement de la paranoïa tant elle engendre couramment les hauts et les bas qui excitent les passions.

Les réactions de haine qui révèlent des passions pathologiques, sont souvent déjà violentes au quotidien. Le risque de passages à l'acte violents est d'autant plus important que le processus survient chez une personnalité au trait épileptoïde qui majore la tendance à réagir aux émotions. Il s'agit dans ce cas d'une combinaison très défavorable de la structure de personnalité, que l'on rencontre parfois dans les crimes violents.

Les processus paranoïaques, qui se fondent sur l'idée d'un préjudice personnel, sont parfois teintés d'une augmentation de l'estime de soi. Les personnes, qui s'entêtent dans de grands projets, s'y impliquent souvent tellement sur le plan émotionnel qu'ils ne perçoivent plus la réalité objective. Encore une fois on retrouve la condition préalable d'une alternance entre le succès et l'échec amplifiant les émotions. Si l'échec est complet, l'affect s'épuise rapidement. En termes de contenu, l'idée surinvestie d'être sur la voie d'une grande découverte est particulièrement fréquente. Il peut aussi y avoir de véritables découvertes sous l'effet d'un affect paranoïaque, ce dernier permettant de soutenir l'effort nécessaire. Les comportements d'auto-exaltation, sont qualifiés d'expansifs alors que le concept de paranoïa au sens strict n'est appliqué qu'aux idées de préjudice. On parle plus précisément alors d'idées de persécution. Les processus paranoïaques de type expansif s'observent beaucoup plus fréquemment à plus petite échelle. Les gens ambitieux, qui poursuivent un but avec opiniâtreté, ont l'habitude de s'y investir avec une force telle que l'affect lié à cet objectif en est exagéré.

L'association des tendances expansive et persécutive est particulièrement caractéristique des processus paranoïaques, de même que la manière de considérer les obstacles que les autres leur opposent à tort ou à raison dans leur lutte pour le prestige, est ressentie comme autant d'offenses et considérée comme un préjudice. Pour qu'il y ait de telles associations, les individus qui font preuve d'une ambition exagérée, sont presque toujours dans une position défensive contre un environnement perçu comme envieux. On observe que leur affect est très tenace dans un sens comme dans l'autre et peut encore se renforcer comme décrit précédemment.

Névrose obsessionnelle

Le principe psycho-biologique à l'origine de l'amplification de l'affect a encore plus d'impact sur le processus anankastique que sur le processus paranoïaque. Il n'existe aucun élément tendant à montrer que les personnalités de type hyper-méticuleux, qui ont une prédisposition anankastique, aient des affects persistants. Ces derniers s'amplifient tout seuls par le même mécanisme de va-et-vient.

Comme nous l'avons vu, les personnalités anankastiques ont du mal à conclure, ils préfèrent vérifier une fois de plus, tout reconsidérer à nouveau craignant d'avoir négligé quelque chose ou voulant l'améliorer. C'est dans le jeu alternant de ces hésitations et de ces doutes que les émotions sont amplifiées. Prenons l'exemple d'une femme anankastique qui se demande le soir dans son lit si elle a fermé le robinet du gaz de la cuisine ; elle se dit qu'elle l'a fait avec conviction et se calme ; mais cela ne réussit pas tout à fait, la crainte revient à nouveau ; la femme se rassure en se disant que la flamme est éteinte, et donc qu'elle doit sûrement avoir éteint le robinet du gaz ; elle espère avoir conclu avec cela, mais l'idée de l'avoir laissé ouvert ressurgit à nouveau. Si ce jeu de pensées qui la fait alterner entre inquiétude et apaisement dure un certain temps, l'anxiété finit par croître au point que la femme finit par se lever pour vérifier encore une fois que le robinet du gaz est bien fermé. Et cela en dépit du fait qu'elle sache qu'il est effectivement fermé. Sa raison ne peut plus lutter contre son affect qui a pris de trop grandes proportions. C'est ainsi que se développe le processus obsessionnel. L'idée obsédante d'une vanne de gaz ouverte s'impose à la femme par une exacerbation de l'affect de sorte que, malgré une parfaite compréhension de la situation, elle passe à l'acte, c.-à-d. à l'action compulsive.

Ce n'est que lorsque la femme se convainc par une inspection visuelle, voire par une vérification manuelle de la bonne fermeture du robinet du gaz, que la certitude est suffisamment grande pour mettre fin à ses doutes. Mais il y a des idées obsédantes pour lesquelles il n'existe aucune possibilité de réfutation par simple vérification. Une personne peut avoir l'idée que ses mains sont sales, et aucune perception ne pourra le persuader du contraire, surtout s'il pense aux plus petites particules, et particulièrement aux bactéries. Dans de telles situations, il est difficile de mettre un terme à l'idée obsédante et à la compulsion qui lui est associée. L'obsession de propreté entraîne un lavage compulsif des mains. Et cette compulsion typique peut durer une demi-heure, voire une heure ou plus, jusqu'à ce qu'enfin le niveau subjectif de certitude d'avoir les mains propres soit suffisamment grand pour que l'action puisse s'achever.

Dans la même veine, des idées obsédantes, ou plutôt devrait-on dire des affects obnubilant la raison, peuvent également entraîner un comportement d'évitement[60]. Sur le bord d'une route, un homme se demande s'il peut traverser sans danger. Normalement il évalue le risque rapidement et traverse si c'est sans danger. Une personnalité anankastique hésite, n'arrive pas à se décider au bon moment, vérifie à nouveau s'il n'y aurait tout de même pas un danger, se calme, pour voir sa crainte ressurgir l'instant d'après, c.-à-d. que le même mécanisme de va-et-vient se met en place. L'anxiété finit par être tellement forte que l'homme renonce à traverser la route. De tels comportements d'évitement forcé sont appelés des phobies.

Dans ce cas, l'incapacité de traverser la rue ne surviendra pas lors du premier épisode d'indécision. Si la rue est vide et l'absence de danger évidente, il finit par traverser. Mais si la même difficulté se reproduit souvent, la crainte persiste jusqu'à la prochaine fois de sorte que l'anxiété est plus intense dès le début. Il en est de même pour les compulsions. Lors de l'apparition d'une obsession, le lavage des mains dure à peine plus longtemps que la normale. Cependant l'affect est déjà disproportionné à ce moment-là et réapparaîtra la fois d'après.

Ainsi des émotions, qui sont à peine perceptibles au début, peuvent s'amplifier jusqu'à devenir extrêmes. Une personne peut avoir l'idée absurde de devoir compter jusqu'à 10 pour que rien de pénible ne se produise. Une personnalité anankastique peut rester longtemps préoccupée par la même idée avec une telle crainte en toile de fond. Il comptera pour calmer son angoisse jusqu'à ce qu'elle revienne plus forte et l'oblige à compter plus encore. Alors le patient peut venir à penser que compter jusqu'à 10 est insuffisant et que des séries plus longues sont nécessaires. Ainsi, certains patients obsessionnels se sentent contraints de

[60] *Unterlassungen* : avait été traduit par "omission" dans la catatonie maniérée (NdT).

compter de longues séries encore et encore à intervalle régulier. On parle d'une compulsion de comptage. Parce qu'au début du processus le ressenti émotionnel est insignifiant, beaucoup d'obsessionnels ne savent plus réellement ce qu'ils craignent, par exemple pourquoi leurs mains doivent rester propres à l'excès. Seuls quelques-uns pensent aux bactéries, d'autres ne se représentent pas de danger particulier, mais veulent juste être propres. Seul le sentiment désagréable que les mains pourraient ne pas être absolument propres croît à un tel degré qu'il peut obséder le sujet anankastique la majeure partie de son temps. Chez les personnes qui ne peuvent pas entrer dans des espaces clos, on trouve rarement quelque chose de plus précis sur ce qu'ils craignent au fond. Certes, au début, il peut y avoir l'idée que dans les espaces confinés l'air soit de mauvaise qualité ou encore qu'il n'y ait pas d'issue en cas de danger. Mais ces préoccupations sont si insignifiantes que les patients ne s'en souviennent plus.

Parfois on pense que l'absence d'idées obsédantes n'est le propre que des phobies et que cela permettrait de les distinguer des véritables névroses obsessionnelles. Pourtant, même pour des comportements compulsifs, certains patients n'ont qu'une idée très vague de ce qu'ils craignent effectivement. Si on fait une distinction, elle ne peut être que de nature graduelle. La pathologie est moins sévère s'il ne s'agit que d'une phobie, c.-à-d. si on ne peut pas traverser la rue (agoraphobie), si on ne peut pas rester dans un espace clos (claustrophobie), s'il est impossible de toucher des objets tranchants, de traverser des ponts, d'utiliser les ascenseurs, ou monter dans une tour etc... Dans les formes plus sévères, des compulsions sont associées à de tels comportements d'évitement obsessionnels. Dans des cas de névrose obsessionnelle sévère, on observe aussi une forme de limitation dans des domaines précis. Lorsqu'une décision est prise sous la contrainte de symptômes obsessionnels, le patient est visiblement tellement pris par leurs exigences, que cela le détourne des autres options.

L'affect qui est au cœur de la névrose obsessionnelle est la peur. Elle se manifeste dès que le patient pourrait agir à l'inverse de ses compulsions ou de ses obsessions, et l'incite à renoncer. On comprendra mieux de quelle émotion il s'agit si on se représente cette peur non pas comme sans objet, mais comme une peur de quelque chose. C'est au début de la symptomatologie obsessionnelle que se manifeste ce lien avec la peur : la vanne du gaz pourrait ne pas être fermée, les mains pourraient ne pas être suffisamment propres, les espaces confinés pourraient être dangereux, etc... L'amplification des craintes par le mécanisme de va-et-vient affectif ne touche que l'émotion, non la cognition qui lui est associée, de sorte que la raison de cette peur excessive est en retrait, parfois au point de faire penser que la peur est sans objet. Elle ne l'est jamais tout à fait, les patients pensent toujours qu'un malheur pourrait survenir s'ils allaient à l'encontre de leur obsession ou de leur compulsion. Il ne leur est souvent pas possible de préciser ce à quoi ils pensent.

Parfois la symptomatologie obsessionnelle ne se manifeste qu'au niveau de la pensée, sans traduction sous la forme d'action compulsive, qu'elle soit positive ou d'évitement, mais sous la forme d'une obligation de penser à un sujet précis. Certains patients doivent ressasser continuellement des questions insolubles ou difficilement solubles, principalement de type philosophique et religieux. Ici aussi, c'est la peur qui sous-tend les troubles obsessionnels, peur qu'il n'arrive malheur si le patient devait arrêter de se poser la question, de sorte que la peur resurgit dès que le ressassement est interrompu.

Dans de rares cas, la symptomatologie obsessionnelle n'est pas régie par la peur, mais par un désir sexuel. Les patients sont alors continuellement harcelés par des idées et des sentiments sexuels. Ils souhaiteraient les refouler parce que tout ce qui a trait à la sexualité les dégoûte, surtout dans ses représentations voluptueuses, mais ces pensées et ces sentiments assiègent leur esprit. Ces pensées sexuelles obsédantes apparaissent lorsque la personne s'efforce d'adopter une attitude prude et de réprimer sa sexualité sans y parvenir en raison de fortes pulsions sexuelles. Les pensées refoulées ne disparaissent pas véritablement, elles n'ont que reculé temporairement. Elles ne tardent pas à ressurgir, excitées par l'instinct et doivent être refoulées à nouveau. C'est ainsi que la lutte intérieure entre la morale et le désir sexuel crée ce mécanisme de va-et-vient qui ne fera qu'accroître la composante émotionnelle. Les patients parviennent finalement à l'opposé de ce qu'ils souhaitaient. Il est possible de les guérir en les amenant à en finir avec leur vaine lutte intérieure, c.-à-d. de laisser venir leurs pensées sexuelles ou mieux encore d'apprendre à les apprécier. A ce moment le mécanisme de va-et-vient émotionnel est désamorcé ce qui réduit l'intensité des émotions, de sorte que les pensées perdent graduellement leur caractère obsédant.

La même idée s'applique à la lutte contre la masturbation. Les jeunes ne parviennent pas à réprimer leur sexualité, le désir réapparaît et ne fait qu'augmenter, d'autant plus qu'il est sans cesse refoulé. Là encore le patient atteint l'inverse de ce qu'il souhaitait puisque la lutte intérieure n'a fait qu'accroître le désir sexuel qui finit par le contraindre à se masturber.

Comme dans toutes les névroses, le développement de la névrose obsessionnelle est sous la dépendance de causes endogènes et exogènes. On estime que plus le cas est sévère, plus la part d'endogénicité est importante. Les personnes qui ne sont pas seulement de nature hyper-méticuleuse, mais ont une tendance prononcée à douter et à hésiter, sont particulièrement à risque de développer un trouble obsessionnel même en l'absence de facteur extérieur significatif. Le jeu du hasard fera que l'une ou l'autre situation déclenchera le mécanisme de va-et-vient lié au doute et fera le lit d'une obsession. De l'autre côté, il y a des cas pour lesquels ce sera l'événement extérieur qui jouera un rôle de premier plan. Celui qui est tombé à l'eau en traversant un pont étroit peut devenir incapable de traverser des ponts similaires parce que l'anxiété résiduelle est à l'origine d'un doute et d'une hésitation lors des tentatives suivantes, ce qui ne fait que l'accroître un peu plus. Celui qui est resté longtemps enfermé dans un ascenseur en panne ne pourra peut-être plus jamais y mettre les pieds, celui qui a eu un accident de voiture ne pourra peut-être plus jamais y monter, celui qui a fait un malaise en pleine rue n'osera peut-être plus en traverser etc... Là encore, ce n'est pas seulement de la persistance de l'anxiété initiale qu'il s'agit, mais de son renforcement par le doute et les hésitations lors des tentatives suivantes. Sinon l'anxiété devrait à l'inverse régresser graduellement.

Le trait de caractère anankastique n'est pas le seul facteur prédisposant à développer une symptomatologie obsessionnelle ; le trait sub-dépressif l'est également. Les personnalités de type cyclothymique peuvent présenter une symptomatologie obsessionnelle durant un état dépressif pour la perdre une fois la dépression passée. L'évolution cyclique d'un trouble obsessionnel-compulsif s'explique parfois. Dans d'autres cas, c'est l'exposition épisodique à un événement déclenchant qui peut relancer la symptomatologie obsessionnelle et lui donner un aspect pseudo-périodique. La vivacité du trait hyperthymique semble à l'inverse être un facteur de protection contre le trouble obsessionnel-compulsif. En revanche, les phobies sont fréquemment associées au tempérament hyperthymique. On peut alors observer de temps en temps l'association d'une anxiété phobique avec une insouciance hyperthymique. Une personnalité de ce type peut par exemple avoir une phobie des espaces clos d'un côté alors qu'elle prend des risques en conduisant sa voiture de l'autre.

Curieusement le trait de caractère hyper-obstiné ne semble pas être un facteur prédisposant au trouble obsessionnel-compulsif tel que nous l'avons décrit. Ceci est inattendu si l'on considère qu'il existe un lien de parenté entre les processus paranoïaques et anankastiques. Il se peut que l'attitude confiante et combative du paranoïaque contrecarre l'essor de l'anxiété exacerbée du processus anankastique. Cette hypothèse est renforcée par le fait que le trait hyper-obstiné ne semble favoriser le processus anankastique que lorsque ce dernier prend la santé du patient pour objet, alors qu'il semble sans effet sur les obsessions visant un objet extérieur. Nous reviendrons sur ce point ultérieurement.

La névrose de performance

Alors que dans la phobie, ou névrose d'angoisse comme on pourrait l'appeler, la menace vient de l'extérieur, je pourrais définir le concept de névrose de performance[61] par le fait que la menace provient du patient lui-même. Il craint la dégradation ou la perte d'une capacité qu'il possède par ailleurs. Il s'agit de la crainte d'échouer lors de certaines performances qui finissent par achopper effectivement en raison de la trop forte tension créée par les attentes du sujet.

Le ***bégaiement névrotique***, que nous considérerons en premier lieu, illustre parfaitement le concept puisque les capacités articulatoires du patient sont totalement saines si on les considère du point de vue organique. Il n'y a donc aucune raison pour que les mots ne soient pas articulés impeccablement. Pourtant si la tension provoquée par ses attentes en termes de prononciation est trop importante, il échoue à s'exprimer correctement. L'expression orale est une suite d'un grand nombre d'articulations isolées qui se succèdent trop rapidement pour être contrôlées consciemment. Cette motricité est donc largement automatisée dès lors que la personne a appris à parler couramment en s'exerçant constamment depuis l'enfance. La pensée n'a qu'à évoquer les mots pour que l'articulation s'ensuive correctement. A l'inverse, si la conscience devait prendre le contrôle de chaque geste articulatoire les performances s'en trouveraient sévèrement dégradées. Or c'est ce qui se passe dans le bégaiement névrotique. Comme les patients s'attendent à ne pas parvenir à articuler correctement, ils tentent de s'aider du contrôle conscient. Mais leurs efforts n'entraînent aucune amélioration et la tension générée ne fait que ralentir l'enchaînement des articulations élémentaires. Il en est de même pour une personne normale qui lors d'un stress intense a du mal à sortir un mot. Cela est à l'origine du bégaiement tonique dans lequel le flux verbal est interrompu par de longues pauses. Le bégaiement clonique résulte pour sa part d'un excès de stimulation des articulations élémentaires ce qui entraîne leur répétition et ne permet plus leur enchaînement fluide. De telles répétitions de mots ou de syllabes est plutôt l'effet d'une réduction de la tension, alors que lorsqu'elle est élevée, elle entraîne un spasme global de la musculature articulatoire.

Lorsque le patient qui souffre de bégaiement ne parvient pas à articuler correctement, il peut présenter des contractions musculaires hors de la

---

[61] *Erwartungsneurose* : le terme de névrose d'attente pourrait se confondre avec l'idée d'anxiété anticipatoire (NdT).

sphère pharyngée. Le plus souvent, il s'agit de secousses au niveau du visage, mais cela peut aussi concerner le tronc, les bras ou les jambes. Il s'agit pour certains d'une diffusion de la crispation des muscles articulatoires, l'impulsion motrice se propageant à d'autres groupes musculaires, de sorte que l'on pourrait parler de mouvements d'accompagnement. D'autres patients ont pris l'habitude d'utiliser ces mouvements pour surmonter leur inhibition. Dans ce dernier cas, ce sont surtout des mouvements de régions éloignées de la zone articulatoire, comme par exemple une agitation des jambes lorsque l'élocution achoppe. Cette pratique tire son efficacité du fait qu'elle distrait le patient du processus articulatoire qui peut alors se dérouler correctement sans tension perturbatrice.

L'angoisse de performance se manifeste clairement comme la cause du bégaiement lorsque le blocage survient pour certaines syllabes ou certains sons. Les patients redoutent d'avoir à les prononcer et sélectionnent leurs mots pour pouvoir les éviter. Mais lorsqu'ils ne peuvent les éviter, ils achoppent invariablement. Chez la plupart des bègues, certains sons ont plus d'importance même s'ils ne contribuent pas à eux seuls à la tension anxieuse.

L'anxiété névrotique des patients bégayeurs se développe au travers du même processus anankastique que celui d'une phobie. On retrouve souvent une timidité ou une appréhension au début du trouble, durant l'enfance. Dès lors il arrive que lors de fortes angoisses, l'enfant ait les mots coincés dans la gorge. Ce blocage ne fait qu'aggraver la tension, a fortiori si un éducateur tente de le corriger par un surcroît d'intimidation inappropriée ou s'il génère la risée des autres enfants. Ce dernier cas de figure est particulièrement fréquent dans des formes cloniques. Le processus pathologique s'enclenche dès que l'enfant se sent gêné par ces blocages. Il balance entre soulagement lorsqu'il parvient à s'exprimer correctement, et déception lorsqu'il est confronté à un nouvel échec. Ce cercle vicieux ne fait qu'amplifier son affect jusqu'à rendre angoissante l'idée même de s'exprimer. On pourrait presque parler de phobie des mots et des syllabes, qui ne peuvent cependant pas être évités comme on peut esquiver des lieux, des tours ou des objets pointus.

Les ***dystonies de fonction***[62] ont un lien de parenté étroit avec le

---

[62] *Beschäftigungsneurose* : jusqu'en 1977, on parlait de névrose professionnelle ("*occupational neurosis*"). Rappelons qu'à l'époque de Leonhard, les dystonies étaient considérées comme des maladies psychiatriques et non neurologiques. Il semble décrire ici les formes primaires, focales et spécifiques de certaines tâches qui surviennent lorsque le

bégaiement névrotique. Elles se manifestent lors de travaux manuels intensément répétitifs, comme la couture, la pratique d'un instrument de musique et en particulier du piano, du violon et de la trompette, et surtout lors de l'écriture. La crampe de l'écrivain est en effet la forme la plus courante des dystonies de fonction et peut même s'observer lors de l'usage de la machine à écrire. Plus généralement, ce trouble concerne des activités normalement automatisées qui seront perturbées par une tentative de contrôle conscient. L'expression écrite a de plus un lien de parenté direct avec l'expression orale.

Le processus pathologique s'amorce lorsque le sujet s'inquiète et oriente son attention vers un groupe musculaire fatigué par une activité soutenue. En s'auto-observant, les patients oscillent entre l'angoisse d'une défaillance et le soulagement, ce qui démultiplie les affects. S'y ajoute le fait que le geste s'amorce et se déroule sous la pression de la performance. L'inquiétude est d'autant plus forte et fait le lit d'un trouble d'autant plus sérieux que celui-ci menace l'activité professionnelle. C'est ainsi que les musiciens en souffrent tout particulièrement, puisque leur profession basée sur l'exploitation d'un talent rend toute reconversion difficile. Il n'en est pas de même pour un ouvrier qui trouve plus facilement à se reconvertir si un bras venait à faire défaut. N'étant pas sous la pression d'une menace aussi grande, les dystonies de fonction restent relativement rares chez les ouvriers bien que leurs gestes soient extrêmement répétitifs. Avec l'appréhension, le moindre début de fatigue sera ressenti de façon plus gênante encore, ce qui ne fera qu'en augmenter la valence affective.

Souvent une prise en charge médicale inappropriée accroît les appréhensions des patients. Les médecins qui se représentent souvent cette pathologie comme étant d'origine organique, procurent des informations douteuses et entretiennent l'attention que les patients portent à un bras soi-disant malade par des traitements physiques.

Comme pour le bégaiement, le dysfonctionnement du territoire musculaire se manifeste par une motricité qui perd de sa fluidité sous l'effet de la tension. Ainsi apparaissent des blocages et des trépidations qui ne sont pas sans rappeler le bégaiement clonique. Les blocages s'accompagnent d'une sensation de crispation comme l'illustre l'expression de "crampe de l'écrivain". De même, les joueurs d'instruments à vent craignent que leurs lèvres se crispent. Il n'existe cependant aucun lien direct entre la tension

---

même geste est effectué de façon répétitive et de manière intensive et que l'on a regroupé sous le vocable de dystonie de fonction. On sait aujourd'hui que leur origine tient probablement de la combinaison entre une sur-utilisation ("*overuse*") et un terrain prédisposant impliquant les mêmes gènes que ceux responsables des dystonies généralisées (NdT).

psychique et physique si bien qu'une impression de paralysie peut aussi accompagner les blocages.

Les ***tics psychogènes*** sont apparentés aux troubles obsessionnels-compulsifs. Ils sont liés comme précédemment à une tension excessive orientée vers un groupe musculaire. Ils se manifestent par des secousses du visage ou de l'épaule, un clignement des yeux, des raclements de gorge, ou des soupirs sonores réitérés. Lorsque le sujet réprime volontairement le mouvement, il ne fait qu'accroître le sentiment de tension qui n'est soulagé que par un nouveau tic. Apparemment le muscle est au centre d'une lutte interne quant au fait d'être ou non mobilisé, ce qui entraîne un véritable état de tension qui n'est soulagé que par le mouvement. Et si cela se reproduit trop souvent, le mouvement finit par devenir automatique et peut récidiver involontairement. On pourrait comparer les tics aux mouvements d'accompagnement du bégaiement névrotique, par le fait qu'ils supposent le même processus d'automatisation. Ainsi les tensions sont aussi bien capables de générer des mouvements jusqu'à les automatiser que de perturber des mouvements déjà automatisés.

Un tic peut débuter par la répétition de gestes justifiés par la situation. Par exemple, une inflammation de la conjonctive entraînera de fréquents clignements ou encore une infection oro-pharyngée sera à l'origine de raclements répétés. Dans le dernier cas, on peut imaginer que le besoin de se racler la gorge ait débuté lors d'une réunion et que le patient ait eu le souci de le réprimer afin de ne pas faire de bruit. Le patient lutte contre son envie de soulager sa sensation de picotement et de tension au niveau de la gorge. Mais l'envie grandit jusqu'à forcer le raclement. C'est ainsi que lors des concerts ce stimulus difficile à réprimer pousse à se racler la gorge, et que cette première fois en entraîne d'autres.

Parfois c'est une crainte qui se trouve en toile de fond d'un tic. On retrouve souvent la peur d'étouffer chez les patients qui inspirent profondément de façon répétée. Dans d'autres cas on ne retrouve rien de précis à l'origine du tic. Il se peut que l'affect soit minime au départ, avant d'être amplifié par le mécanisme de va-et-vient, comme nous l'avons vu dans la névrose obsessionnelle. Peut-être que les tics ont pour origine l'agitation qui accompagne un conflit interne et que la personne chercherait à maîtriser pour garder une contenance au lieu d'attendre que ces gestes s'arrêtent spontanément. Cette hypothèse est soutenue par l'observation qu'au début d'un tic, on retrouve quasi-constamment un état de tension psychique. En général celui-ci est non spécifique de sorte qu'on ne retrouve pas de lien pouvant avoir une signification avec les manifestations du tic. En particulier il n'y a pas de lien symbolique comme veulent le croire certains psychothérapeutes.

On peut également inclure le torticolis spasmodique[63] parmi les tics, puisque la tête qui devrait être maintenue droite, part d'un coté de façon répétée. Néanmoins, les rapports entre ces deux troubles sont compliqués. Il faut toujours penser à une genèse organique face à un torticolis spasmodique, c.-à-d. une lésion au niveau du tronc cérébral.

L'érythrophobie est une autre névrose de performance comparable au bégaiement et à la crampe de l'écrivain. Dans ce cas encore, l'anxiété de performance perturbe une motricité involontaire. Cette fois-ci il ne s'agit plus de mouvements automatiques, mais de la motricité végétative. Il est normal de rougir lorsque l'on se sent embarrassé, et cela peut être important chez les gens ayant une hyperexcitabilité vasomotrice. Mais cela ne devient un trouble névrotique qu'au moment où il est provoqué par une attente phobique. Comme le rougissement normal rend manifeste l'embarras d'une personne, il est perçu comme désagréable. L'individu devient attentif à son propre rougissement et tente de l'inhiber bien que cela lui soit impossible, puisqu'il s'agit d'un processus involontaire. Apparaît alors une tension liée à la crainte que cela ne survienne, qui ne fait qu'aggraver le rougissement. Ainsi l'érythrophobie combine une peur de rougir pathologique et un rougissement excessif dans des situations qui ne le justifient pas.

L'impuissance psychogène a une genèse typique des névroses de performance. Elle s'apparente aussi à l'érythrophobie puisqu'elle affecte un processus végétatif. L'échec des premiers rapports est fréquent, tant l'adolescent pense devoir prouver sa virilité naissante. Il s'essaie donc à la sexualité non en raison d'un véritable désir, mais par une intention consciente. Dans un tel cas l'échec est biologiquement naturel puisque les processus sexuels ne sont pas régis par la conscience. Souvent les causes de ce type d'échec ne seront pas correctement appréhendées et mèneront plutôt à la crainte de souffrir d'un véritable trouble sexuel. De sorte que la perspective d'une prochaine relation sexuelle s'accompagne de doutes et de peurs. Dans d'autres cas le doute et l'anxiété émergent avant même le premier rapport comme tout ce qui concerne l'inconnu et la nouveauté. Une simple peur se transforme en phobie quand les préoccupations génèrent un jeu de va-et-vient entre crainte et espoir. Or plus l'affect est intense et plus sûr est l'échec d'une tentative ultérieure. Les fonctions

[63] Le torticolis spasmodique est actuellement rangé parmi les dystonies (NdT).

sexuelles ne répondent en effet qu'insuffisamment si l'attirance sexuelle est mêlée à une à une tension anxieuse[64].

On pourrait se demander si la tension anxieuse perturbe seulement le processus végétatif ou directement la libido, créant un déficit de réactivité végétative. L'éjaculation précoce, qui est une forme particulière fréquente d'impuissance psychogène, montre qu'il ne faut pas simplement voir le problème sous l'angle d'un déficit de la fonction végétative, mais plus de son dysfonctionnement. Les deux formes d'impuissance surviennent fréquemment ensemble : l'érection peut être incomplète et l'éjaculation prématurée. Il est particulièrement frappant de voir disparaître les manifestations de l'impuissance psychogène, dès que la psychothérapie a permis de faire disparaître l'anxiété anticipatoire.

Il existe d'autres processus végétatifs qui peuvent être perturbés par la tension anxieuse en lien avec une névrose de performance. Certains craignent par exemple de ne plus pouvoir avaler et par leurs efforts ne font qu'aggraver leurs difficultés. Le réflexe de déglutition est normalement déclenché quand le bol parvient au bon endroit dans le pharynx. On peut le provoquer volontairement par des mouvements de la langue et du palais, mais pas de façon illimitée. En l'absence de nourriture et de salive la déglutition volontaire est difficile. Les patients qui craignent d'avoir un trouble de la déglutition et qui en vérifient constamment le fonctionnement, en viennent rapidement à conclure à une aggravation objective. En revanche, le réflexe lui-même, qui est déclenché par le bol alimentaire, reste peu perturbé par l'état de tension névrotique. Il est encore plus éloigné du contrôle volontaire que ne l'est la vasomotricité.

Une autre expression possible de la névrose est l'angoisse phobique de ne pas pouvoir retenir ses urines lors d'occasions particulières, ainsi les patients se trouvent en difficulté au théâtre ou dans un véhicule dépourvu de commodités. De par leur stratégie d'évitement de telles situations, ces patients présentent une analogie avec les claustrophobes. L'incontinence vésicale est aussi perturbée par un état de tension, cependant elle n'entraîne pas de véritable défaillance dans ces situations, seulement d'une envie qui témoigne d'une contraction vésicale anormale.

---

[64] La traduction littérale serait "les fonctions sexuelles ne répondent en effet qu'insuffisamment si la tension est en partie liée à la libido, alors que l'autre est liée à l'anxiété". Leonhard signifie que la tension interne serait faite en partie de l'attirance sexuelle et en partie de l'anxiété. Comme le terme "tension" a généralement une connotation négative en français ("*stress*"), la traduction peut laisser penser que l'attirance sexuelle ne générerait pas une tension au même titre que l'anxiété. Ce n'est pas ce que voulait dire Leonhard (NdT).

Les vomissements psychogènes peuvent également avoir un caractère obsédant. On suppose souvent que ceux-ci surviennent sur un fond hystérique, mais il est rare dans ce cas que les patients régurgitent plus que des mucosités. Dans une situation d'attente anxieuse, les vomissements psychogènes dont nous parlons ici peuvent prendre de telles proportions que les patients perdent du poids. Il y a probablement une prédisposition individuelle pour que ce processus végétatif soit aussi sensible à un état de tension psychologique. L'amaigrissement ne doit pas entraîner de confusion avec une anorexie mentale qui a également une base névrotique mais aussi une base endocrinienne et qui concerne principalement les filles au cours de leur puberté ou les adultes ayant des préoccupations infantiles.

L'insomnie d'endormissement est une autre expression possible d'une névrose de performance. Elle est alors liée à l'attention excessive que les patients accordent tous les soirs à leur endormissement en se demandant s'ils parviendront à trouver le sommeil. L'état de tension ainsi créé va avoir l'effet inverse en perturbant ses mécanismes végétatifs.

J'ai tenté de présenter les névroses de performance de telle sorte qu'on y reconnaisse le processus anankastique qui régit leur développement. L'attention y est tournée vers des fonctions physiologiques volontaires ou involontaires avec la crainte qu'elles ne se déroulent pas correctement. Le mécanisme de va-et-vient entre la crainte et l'apaisement est le cercle vicieux qui ne fait qu'accroître l'affect et la tension qui lui est associée. Cette dernière ne fait alors qu'amplifier la perturbation du processus moteur ou végétatif. On comprend que là encore la plupart de ces patients ont une personnalité anankastique ou au moins hyper-méticuleuse.

Chez les patients qui présentent un bégaiement névrotique on retrouve principalement un terrain anxieux dans lequel la tendance aux doutes et aux ruminations est moindre et remplacée par une plus grande sensibilité affective. Le terrain anxieux facilite l'émergence d'un état de tension physique lié à la peur, tel que les patients ne parviennent plus à s'exprimer correctement. Ces derniers se retrouvent alors confrontés à des situations d'échec qui ne font qu'aggraver le problème. Le terrain anankastique et même le terrain anxieux ne suffisent pas pour développer un bégaiement névrotique, ce dernier n'apparaissant qu'avec l'adjonction de circonstances extérieures défavorables.

A côté des personnalités anankastiques, les personnalités hyper-obstinées sont aussi plus à risque de développer une dystonie de fonction. On retrouvera ce cas de figure dans les névroses hypocondriaques. La persistance de l'affect renforce le risque pour l'individu d'orienter son attention vers son propre corps. C'est peut-être aussi vrai dans le cas de l'érythrophobie, où le trait hyper-obstiné peut s'ajouter au trait anankastique. L'explication en est peut-être que l'humiliation liée au rougissement est plus durement ressentie par les personnes ambitieuses. Les patients souffrant d'une impuissance psychogène ont presque tous un trait de caractère anankastique.

Un conflit, par la tension interne qu'il génère, peut favoriser toutes les formes de névroses de performance. Il participe probablement au développement des tics psychogènes puisqu'il est à l'origine d'un état d'inquiétude neurasthénique qui peut se manifester sous la forme de tics. L'onychophagie est souvent d'origine neurasthénique chez les enfants, mais doit être vue comme un tic lorsqu'elle prend un caractère compulsif.

Névrose hypocondriaque

Le mécanisme par lequel se développe une névrose hypocondriaque est très semblable à celui de la névrose obsessionnelle. Dans les deux cas, l'angoisse est au premier plan, elle est juste orientée vers un objet extérieur dans un cas, vers son propre corps dans l'autre. On peut parler de nosophobie, pour laquelle il existe des formes spéciales ayant leur propre nom, comme la carcinophobie ou la syphilisophobie. La plus fréquente concerne les maladies cardiaques que l'on pourrait qualifier de cardiophobies. Le processus de la névrose hypocondriaque est identique à celui de la forme anankastique, avec au commencement une petite peur qui se transforme en peur panique. Nous avons déjà présenté plus haut une évolution hypocondriaque comme l'exemple de base d'un processus névrotique.

L'expérience initiale est souvent marquante, comme dans les formes de névroses obsessionnelles. Un véritable trouble physique peut orienter l'attention sur le corps. Cependant, il s'agit rarement d'une maladie authentique, il est beaucoup plus fréquent que le trouble initial ne soit que fonctionnel, temporaire, intéressant le système nerveux végétatif. Par exemple, après un effort violent, une nuit blanche, le plaisir de l'alcool, ou encore plus fréquemment après celui du café, il n'est pas rare de ressentir un état d'oppression et des palpitations cardiaques. On pourrait dire qu'il s'agit d'états végétatifs exceptionnels dont la cause n'est pas toujours identifiable. L'hyperthyroïdie et plus encore les crises d'angoisse avec hyperventilation[65] peuvent les favoriser. Il n'est pas rare de retrouver au

---

[65] "*Basedowoide und mehr noch tetanoide Dystonien können sie begünstigen*", se traduit par "Les basedowïdes et plus encore les dystoniques tétanoïdes peuvent les favoriser". Il s'agit vraisemblablement de l'hyperthyroïdie pour les premiers et de dystonies apparaissant lors

début d'une névrose hypocondriaque une attaque de panique avec accès tétanique comprenant en plus de la dystonie des membres supérieurs, une vasoconstriction au niveau des doigts. De tels états d'exception, mais aussi les troubles plus chroniques découlant d'une dystonie végétative, éveillent les premières craintes du patient. Dans les autres cas, c'est un facteur extérieur qui est à l'origine de la névrose hypocondriaque, comme dans l'exemple précédent du décès d'un ami par infarctus du myocarde. Mais cela peut aussi être le simple fait d'avoir assisté à une conférence grand public dans laquelle les premiers signes d'un cancer abdominal aient été rappelés avec insistance.

Une telle inquiétude, quelle qu'en soit la cause, disparaît normalement si elle n'est pas confortée par d'autres expériences intérieures et extérieures. Malheureusement les médecins ont souvent l'habitude de faire des remarques bénignes ou même effrayantes qui amorcent le dangereux processus de va-et-vient entre la crainte et l'apaisement, qui démultiplie les émotions. Dans d'autres cas, c'est la répétition de la même expérience que l'expérience initiale qui va avoir les mêmes conséquences; par exemple, le décès, l'une après l'autre, de plusieurs connaissances par infarctus du myocarde, ou des affiches, le journal et la radio qui rappellent le risque de telle ou telle pathologie. Souvent c'est le patient lui-même qui entretient sa peur en cherchant des informations, en ruminant la même idée, en interrogeant les autres à propos des symptômes de la maladie, en les relisant dans des livres etc... Il alimente tellement sa peur, qu'elle est déjà quasiment phobique lorsqu'il verra un médecin pour la première fois.

Ce type de comportement est là encore principalement le fait des personnalités anankastiques ou tout au moins hyper-méticuleuses. Celles-ci ne peuvent se détacher d'une inquiétude une fois que celle-ci a émergé et restent continuellement préoccupées par elle. Mais de façon anormalement fréquente, on retrouve des personnalités de type hyper-obstiné. Ces deux traits de caractère qui sont à risque de développer un trouble paranoïaque ou névrotique, se renforcent mutuellement dans le cas de l'hypocondrie. Dans une certaine mesure les personnalités de type anxieux sont aussi à risque de processus hypocondriaque. Ils ressentent une peur plus vive que les autres dès la première expérience, et le processus évolue plus rapidement aboutissant à des émotions plus intenses. A un moindre degré, un trait sub-dépressif peut aussi favoriser les craintes hypocondriaques. Une combinaison de traits de caractère prédisposants rend le traitement psychothérapique d'une nosophobie particulièrement difficile. La fixité des idées hypocondriaques est en

des crises d'angoisse avec hyper-oxygénation pour les seconds (NdT).

revanche d'autant moins forte qu'un trait hypomane se surajoute aux traits hyper-méticuleux ou hyper-obstinés. Mais il arrive que même dans certaines évolutions très défavorables il ne soit pas possible d'identifier de trait de caractère prédisposant.

Nous n'avons jusqu'à présent considéré que la crainte d'être malade. Mais un deuxième symptôme est aussi fréquent dans le trouble hypocondriaque. Beaucoup de patients disent ressentir des symptômes physiques qui selon leur description ne seraient pas imaginaires, mais réels. Si la maladie alléguée n'est présente qu'en pensée ou si elle se manifeste également par des sensations, je parle respectivement d'une hypocondrie idéative ou d'une hypocondrie sensorielle. Cependant chaque sensation corporelle ne doit pas être systématiquement interprétée comme la manifestation de la pathologie. Une personne qui se croit malade de cœur ou de l'estomac peut toujours ressentir quelque chose dans la région de l'organe correspondant. Les patients cardiophobiques ressentent toujours une certaine oppression dans la poitrine qui peut s'étendre jusqu'au bras gauche, lorsqu'ils savent qu'on la retrouve fréquemment dans les véritables maladies cardiaques. Les phénomènes sensoriels hypocondriaques sont beaucoup plus vivants et pittoresques, les malades décrivent de manière très précise ce qu'ils ressentent à tel ou tel endroit. Les plaintes hypocondriaques sont caractéristiques en raison de la profusion de détails qui les rendent très riches[66], bien plus que ne le seraient les descriptions qu'une personne saine sur le plan psychique ferait de ses petits maux. Lorsqu'un patient souffre d'une hypocondrie sensorielle centrée sur l'estomac, la symptomatologie est assez différente de celle que rapporterait un homme qui aurait mangé quelque chose qui lui resterait sur l'estomac. Que les plaintes soient indiquées si précisément ne signifie pas pour autant qu'elles correspondent à de véritables douleurs, c'est seulement qu'elles sont décrites de façon si claire et directe qu'elles apparaissent comme telles. Il serait plus exact de parler de descriptions vivantes pour ces plaintes. Nous allons illustrer notre propos par des exemples ci-après.

Ces "descriptions" rappellent les plaintes hypocondriaques que nous avons décrites dans les paraphrénies hypocondriaques et dans les dépressions hypocondriaques. Le diagnostic différentiel entre une dépression hypocondriaque et une névrose hypocondriaque sensorielle est parfois malaisé. Néanmoins les névrosés se laissent remonter le moral et distraire de leurs troubles, alors que les dépressifs ne présentent pas de

[66] *Plastisch* : signifie que l'impression laissée est vive. On pourrait utiliser expressif, mais il pourrait y avoir la connotation de bizarrerie et de curiosité (NdT).

modification de leur affect pathologique. Il est difficile en revanche de confondre une névrose hypochondriaque avec une forme de schizophrénie, puisque dans ces dernières, les patients ne pensent pas avoir de maladie mais disent souffrir d'une influence extérieure.

Voici comment une femme souffrant d'une hypocondrie sensorielle, et qui pensait souffrir d'une grave maladie cardiaque, exprimait ses plaintes :

> Depuis des années elle ressentait souvent comme une paralysie dans les jambes. C'est pour cela qu'elle a souvent dû rester au lit. Récemment, ses symptômes se sont aggravés. Quand elle marchait, au bout d'un certain temps, apparaissait une sensation de chaleur au niveau de la tête et de brûlure dans tout le corps. Lorsqu'elle a mal, ses tempes rentrent totalement, c'était comme s'il y avait un trou. Il en était de même des poignets. Quand elle parlait, des douleurs dans les jambes apparaissaient, quand elle riait, des douleurs au niveau du palais. Le cœur se gonflait et la circulation s'arrêtait. Le bras gauche était comme paralysé.

Un homme souffrant d'une hypocondrie sensorielle et qui croyait avoir un cancer de l'estomac, s'exprimait comme suit :

> Il avait des douleurs juste sous le rebord costal gauche, qui irradiaient dans la poitrine jusqu'au niveau des aisselles. Parfois les douleurs lui ceinturaient tout le corps. Lorsqu'il s'allongeait sur le côté droit, alors "le cœur pivote et le pouls s'accélère". Mais s'il s'allongeait sur le côté gauche, alors "le cœur est presque à l'arrêt". Au mieux, il pouvait encore dormir sur le ventre en écartant les bras, "de sorte que le sang ne s'arrête pas". Parfois il ressentait des piqûres au niveau du cœur, comme si quelqu'un cherchait à le lui arracher. Il avait également des douleurs au niveau du côté droit de l'abdomen, "exactement là où se trouvent le foie et la vésicule biliaire". Les deux testicules lui faisaient aussi souvent mal. Il y a quelques semaines, au cours d'une nuit, les poumons s'étaient considérablement élargis, "ce qui a fait que le cœur est devenu plus petit". Il ressentait également souvent l'impression que sa tête se vidait de son sang et cela s'accompagnait d'un sentiment d'angoisse. Il avait souvent une sensation de picotement dans tout le corps. Suite à un examen paraclinique dans un centre médical, il se sentait très mal, "maintenant ça tirait dans tout le corps, le rachis lombaire s'enraidissait".

La vivacité des propos des patients donne à penser qu'ils ressentent indubitablement quelque chose, mais la plupart du temps il est difficile de se représenter ce qu'ils veulent dire.

Plus une névrose hypocondriaque sensorielle tend à durer et plus le lien avec l'organe supposé souffrant tend à disparaître. Ainsi dans le dernier exemple, bien que le patient pensait souffrir d'un cancer de l'estomac, les phénomènes sensoriels hypocondriaques n'étaient plus centrés sur cet organe. Dans la littérature, on tend à réserver le terme d'hypocondrie à de tels patients alors que celui de nosophobie est plutôt utilisé dans le cas d'une hypocondrie idéative. Le processus est en revanche parfaitement similaire dans les deux formes qui ne diffèrent pas plus par le type de crainte.

L'apparition des phénomènes sensoriels hypocondriaques suppose une prédisposition particulière. La plupart des personnes n'ont pas de tels symptômes, quelle que soit l'intensité de leur angoisse à souffrir d'une grave maladie. On pourrait voir dans la disposition hypocondriaque sensorielle un trait de caractère anormal. Cependant cette disposition n'a aucun effet sur les processus psychiques, alors qu'un trait de caractère module l'ensemble de l'activité psychique normale ou pathologique. La disposition hypocondriaque sensorielle ne se manifeste que s'il y a un intérêt pathologique pour le corps. En tant que tel, cette prédisposition ne permet pas le développement de la névrose en lui-même, elle ne lui donne qu'une coloration particulière, et favorise son maintien une fois que le processus est en cours. En effet, si la crainte d'être malade s'accompagne de symptômes physiques, le patient y voit la confirmation de sa maladie.

Si les plaintes hypocondriaques ont eu le temps de se fixer et de se propager, elles peuvent passer au premier plan par rapport aux craintes qui les avaient initialement générées. Spontanément, les patients sont peu enclins à parler de leurs craintes, ils préfèrent largement parler de leurs symptômes pour prouver l'existence d'une maladie organique. Ils les mettent d'autant plus au premier plan que ceux-ci ont en plus les caractéristiques d'une sensation réelle. Puisque les phénomènes sensoriels hypocondriaques occupent les patients continuellement, ceux-ci n'ont pas besoin de s’exposer à autant de circonstances défavorables ou d’avoir une tendance à la rumination pour entretenir leurs craintes en comparaison à des patients souffrant d'une névrose hypocondriaque idéative. Les symptômes eux-mêmes suffisent à maintenir l'attention sur les angoisses corporelles. Ainsi s'amorce un cercle vicieux, dans lequel les craintes mènent aux symptômes et les symptômes entretiennent les craintes de retour.

C'est pour cela que l'on retrouve plus souvent la forme sensorielle que la forme idéative de la névrose hypocondriaque chez les personnalités qui ne sont ni anankastiques, ni hyper-obstinées, mais qui ont amorcé le processus pathologique en raison d'une expérience angoissante. Néanmoins il est rare qu'il n'y ait pas également dans ce cas un trait de caractère qui favorise une inquiétude. Il peut être de type anxieux, s'il n'y a pas de type hyper-méticuleux ou hyper-obstiné.

Dépression névrotique, dépression réactionnelle, neurasthénie

Lorsqu'on parle d'une dépression réactionnelle, on imagine souvent qu'elle n'est que la conséquence d'un événement extérieur bouleversant, par exemple la mort d'un être aimé, sans qu'autre chose ne se produise. Ce mode de survenue pour lequel on ne peut pas réellement parler de développement ou de processus, mais seulement de réaction, est en fait très rare. Il est bien plus fréquent d'observer des dépressions réactionnelles pouvant aller jusqu'au suicide à la suite d'une série d'expériences, aggravant un peu plus à chaque fois le trouble de l'humeur. Les amants, malheureux au point de se suicider, ne souffrent pas de la perte subite et inattendue de l'être aimé, mais d'avoir été ballotés longtemps entre accomplissement et déception d'un amour malchanceux, pour être finalement déçu. Ainsi, le risque suicidaire est faible lorsqu'une personne se trouve ruinée de façon subite et inattendue. En revanche le risque devient élevé si la ruine survient à la suite d'un combat usant, l'ayant fait alterner entre succès et échecs. L'aggravation de la dépression s'opère par le même mécanisme de hauts et bas émotionnels que nous avons vu dans les processus paranoïdes, anankastiques et hypocondriaques. De sorte que l'on peut dire de la dépression réactionnelle qu'elle est une névrose, et parler de névrose dépressive ou de dépression névrotique.

Il existe cependant une différence par rapport aux névroses décrites jusqu'à présent : le processus pathologique est plus sous la dépendance des circonstances extérieures que dans les autres névroses. C'est la succession d'événements défavorables plus qu'un mécanisme interne à l'individu qui aggrave la dépression. Mais un patient anankastique aggrave sa dépression aussi bien en ruminant ses malheurs, que si de nouveaux événements difficiles venaient à survenir. Mais le terrain le plus favorable est une nature sentimentale ou émotive qui majore l'impact des événements de vie, accélérant et aggravant ainsi le processus dépressif. C'est pour cette raison que les dépressions névrotiques sont surtout fréquentes chez les personnalités émotives, sub-dépressives et cyclothymiques.

Mais la personne contribue au processus dépressif par sa façon de faire face aux évènements. Ainsi, si elle lutte encore et encore pour améliorer les choses, elle alterne entre les hauts et les bas que lui procurent succès et déceptions. Il s'agit du même mécanisme que celui expliquant le processus paranoïde[67].

Lutter contre un destin malheureux est très éprouvant pour le système nerveux et peut conduire à son épuisement, c.-à-d. à la neurasthénie, qui se manifeste en particulier par une irritabilité, une labilité émotionnelle, un manque de concentration et une fatigabilité. La neurasthénie elle-même n'est pas une névrose. Un épuisement similaire peut être généré par des conflits internes dans lesquels l'individu ne parvient pas à se décider entre deux possibilités. Dans ce cas aussi les émotions peuvent s'accroître, mais dans ce cas il s'agit moins d'un mécanisme de va-et-vient émotionnel que de la coexistence de deux émotions incompatibles générant une agitation permanente. Le conflit intérieur n'inclut pas de processus névrotique, il peut même distraire le sujet de ses craintes et de manifestations hypocondriaques. Mais il mène souvent à des troubles hystériques comme nous allons le voir tout de suite.

Réaction hystérique et névrose hystérique

On parle de troubles psychogènes lorsque des symptômes naissent d'un état psychique anormal. Parmi eux certains sont hystériques, parce qu'ils sont désirés subjectivement – on parle d'un désir d'être malade – et qui poursuivent un objectif. La réaction hystérique diffère de la simulation par le fait qu'elle n'est pas consciemment voulue, et qu'elle émerge du refoulement de la situation objective. Il existe néanmoins des transitions, puisque pour la majeure partie de ce qu'on appelle hystérie, le caractère inconscient n'est que partiel.

Des manifestations hystériques sont en majeure partie des réactions, rarement des névroses. Quand quelque chose de désagréable est éludée par un refoulement, il s'agit très souvent d'une attitude adoptée dans l'instant, ce qui correspond au concept de réaction. Ainsi un individu confronté à une expérience désagréable peut prétendre être en état de faiblesse ou raconter une fausse petite histoire, sans que cela n'ait été préparé. Cependant plus une manifestation hystérique persiste, plus elle présuppose un processus névrotique. Cela est principalement observé

[67] Leonhard ne le cite pas, mais on pourrait y voir l'explication d'une dépression sur une personnalité sensitive qui selon lui correspondrait à l'association entre une personnalité paranoïaque ou hyper-obstinée et un tempérament émotif, sub-dépressif ou cyclothymique (NdT).

lorsqu'une personne poursuit un objectif avec une ténacité particulière, comme nous l'avons vu dans le processus paranoïaque.

On observe à nouveau le mécanisme de va-et-vient émotionnel. Par exemple, si une personne souffrant de névrose hystérique cherche à éviter un travail, elle présente d'abord un symptôme qui ne la gêne pas trop. Mais celui-ci ne sera rapidement plus pris au sérieux par les médecins et l'entourage, qui n'y voient pas le signe d'une véritable maladie. Le patient subit par là un échec dans sa tentative d'éviter de travailler et renforce son symptôme. A nouveau, cela fonctionne, mais seulement un temps puisque le corps médical ne lui reconnaît pas le statut de malade, tout comme les profanes qui ont souvent la sensation que quelque chose ne tourne pas rond. Ainsi le patient oscille entre succès et échec par rapport à l'objectif fixé, ce qui ne fait que renforcer la valence émotionnelle qu'il y a associée et donc son importance. Il en sera de même pour d'autres objectifs comme le besoin de se mettre en valeur en jouant un rôle ou susciter la compassion des proches. Il est rare que le succès soit continu. Les patients doivent surmonter des résistances, ce qui renforce toujours plus leur désir de parvenir à leurs objectifs. Ces derniers sont similaires aux besoins de reconnaissance sociale des patients paranoïaques qui rencontrent en retour une résistance de l'entourage.

Quand une personne cherche à se soustraire aux exigences de la vie comme nous l'avons décrit, on peut parler de comportement anormal. Mais il est plus fréquent d'observer l'utilisation de ces comportements démonstratifs lorsqu'il s'agit de trouver une issue dans l'urgence face à une situation imposée de l'extérieur. Plus l'urgence est grande, et moins un trouble prédisposant de la personnalité joue de rôle dans le fait de présenter ce type de comportement. Dans les horreurs de la guerre, nombreux sont ceux qui ont développé ce mode de réaction hystérique sans jamais avoir manifesté la moindre inclinaison à cela en dehors. Ainsi il existe une prédisposition à ce type de comportement en chaque individu, quoique à des degrés variables.

De ce qui précède, il résulte que la charge imposée par la situation extérieure contribue de façon importante à une réaction de type hystérique. On peut également parler dans ce cas d'un conflit entre les désirs d'un individu et ce que les circonstances exigent de lui. Encore que le terme de conflit a généralement un sens plus restrictif, c.-à-d. une contradiction interne à l'individu qui se trouve incapable de prendre une décision ni dans un sens ni dans l'autre. Ces conflits internes peuvent également déclencher un comportement hystérique ; certaines décisions pouvant être repoussées dans le cas où une prétendue maladie devait survenir. Cette "fuite dans la maladie" est un comportement hystérique classique face aux conflits aussi bien externes qu'internes, qu'il s'agisse d'une simple réaction ou d'une véritable névrose.

Lorsque les manifestations hystériques poursuivent un objectif, il s'agit généralement de symptômes particulièrement envahissants. Ainsi, la crise hystérique est très impressionnante, des spasmes pouvant survenir en n'importe quelle partie du corps et pouvant les mettre dans les positions les plus diverses. L'effet peut en être renforcé par des gémissements et des cris. La conscience est prétendument altérée, mais a posteriori, un interrogatoire adroit permet de constater que les patients ont bien observé les réactions de l'entourage au cours de la crise. On peut aussi observer que les patients modulent celles-ci en fonction du comportement de l'entourage. S'ils font grosse impression, cela majore les symptômes. Si la réaction espérée fait défaut, cela écourte la crise. Ainsi, dans un contexte médical, il est possible d'arrêter la crise en n'y prêtant pas attention. Les patients hystériques peuvent aussi présenter un obscurcissement de la conscience par refoulement ou clivage qui produit une sorte d'état crépusculaire. Ils semblent alors perplexes, comme s'ils avaient du mal à comprendre et donnent souvent des réponses erronées même aux questions les plus simples. Parfois, les réponses des patients ont la caractéristique de tomber juste à côté de la solution. Ceci montre que la solution leur était venue à l'esprit et qu'ils lui ont substitué une autre réponse proche mais erronée. Par exemple, lors de calculs simples, ils peuvent systématiquement donner des résultats qui ne diffèrent que d'une unité de la solution. On peut y voir le désir d'être pris pour un faible d'esprit, et on parle de pseudo-démence avec ou sans obnubilation de la conscience. Parfois ils adoptent également un comportement infantile, par exemple en s'exprimant avec des fautes de grammaire et en formulant leurs phrases comme un petit enfant, pour mettre en avant un besoin d'aide en plus d’un retard mental.

La gamme de symptômes que les patients peuvent présenter est très large : paralysies d'un ou de plusieurs membres, incoordination et troubles sensoriels de toutes sortes. L'origine psychogène est souvent reconnaissable par l'absence de systématisation neurologique de l'atteinte. Celle-ci concerne un segment de membre, juste la main, l'avant-bras ou le bras entier, alors qu'une lésion organique suit une organisation radicalement différente. Parfois le déplacement n'est pas que superficiel, mais tellement profond que les symptômes hystériques en deviennent quasi incompréhensibles pour une personne normale. Par exemple, les patients peuvent s'enfoncer des aiguilles profondément dans le corps sans ressentir de douleurs, ou avaler des cuillères sans avoir de réflexe nauséeux. Ceci s'observe notamment chez les détenus qui trouvent par là le moyen d'échapper pour un temps à la monotonie carcérale et de bénéficier de soins médicaux. Parfois les symptômes n'apparaissent que sous l'influence suggestive de la situation d'examen. Par exemple lorsqu'on demande au patient de rester debout les yeux fermés, il commence à osciller, menaçant même de tomber. Ou lors du test de coordination doigt-nez, il rate grossièrement la cible, parfois même alors qu'il a les yeux ouverts. Tout cela est fait dans l'espoir d'être reconnu malade. Depuis que les médecins ont appris à distinguer les symptômes psychogènes de la symptomatologie organique, il est plus rare d'observer des manifestations hystériques aussi grossières. Actuellement, les patients tendent plutôt à se plaindre de symptômes vagues pour lesquels il n'est pas aussi facile de réfuter une étiologie organique. Une fois que le diagnostic de symptôme psychogène a été retenu, il reste à distinguer les symptômes hystériques des symptômes hypocondriaques. Bien qu'ils puissent être d'allure semblable, les différences sont tant fondamentales que thérapeutiques. Alors que le symptôme hystérique a une finalité, le symptôme hypocondriaque trouve son origine dans la peur. Ainsi les patients hystériques veulent être malades, alors que les patients hypocondriaques redoutent de l'être. Un examen approfondi permet généralement de distinguer le caractère démonstratif du premier, de la véritable inquiétude du second.

La fixité des symptômes est limitée lorsqu'il ne s'agit que d'une réaction hystérique. Même les personnalités de type démonstratif se retrouvent rapidement bloquées dans leurs tentatives à contourner une difficulté par des manifestations hystériques. En confrontant les patients à une plus forte résistance dans leur quête de reconnaissance, de compassion ou de besoins matériels, ils finissent par céder et par accepter l'échec de leurs efforts. Il en est tout autrement lorsque s'ajoute un trait paranoïaque. Lorsqu'il n'y a qu'une attitude paranoïaque, le processus se construit sur la persistance des affects, lorsqu'il n'y a qu'un trait hystérique par un effort à échapper aux difficultés. En conséquence le processus paranoïaque entraîne une attitude combative, alors que le processus hystérique génère l'imposture. L'association des deux fait que le patient ne se croit pas seulement malade, mais se sent aussi incompris et victime de discrimination. Le processus paranoïaque permet le maintien des objectifs hystériques en dépit des résistances. Les formes sévères de "névrose d'indemnisation" sont presque toutes sous-tendues par l'association de traits paranoïaques et hystériques. Ils se battent pour la reconnaissance des symptômes qu'ils revendiquent avec un affect paranoïaque.

Cependant on peut observer que l'association a des conséquences sociales bénéfiques, en raison du bon côté de l'hyper-obstination, à savoir la persévérance et le zèle dont peuvent faire preuve ces personnalités. Les personnalités paranoïaques qui cherchent leur accomplissement dans leur rang social peuvent présenter une telle opiniâtreté que leur trait hystérique, bien que présent, ne se manifeste pas malgré un contexte particulièrement oppressant. On est parfois surpris de voir qu'une personne ayant toujours manifesté une forte ambition puisse à l'occasion d'un échec se mettre à présenter une symptomatologie hystérique massive. Généralement c'est qu'elle a perdu l'objet de son ambition, peut-être parce qu'elle a perdu son travail, que ce soit pour des raisons extérieures ou que, l'âge avançant, elle ne soit plus capable de l'assumer. Avec le déclin de la combativité, la tendance hystérique apparaît, peut-être même encore renforcée par le trait paranoïaque.

La combinaison du trait hystérique avec un trait de caractère sub-dépressif a des effets plus variables, tantôt favorables, tantôt défavorables. D'un côté le sentiment d'incapacité qu'ont les dépressifs majore souvent la tendance à vouloir échapper aux difficultés ; de l'autre, un tempérament sérieux peut s'accompagner d'une attitude sérieuse, consciencieuse, qui s'oppose à la propension à manquer de sincérité.

La combinaison d'une tendance hystérique avec une tendance hypocondriaque sensorielle est particulièrement intéressante puisque chacune prédispose à des manifestations physiques. Dans un cas celles-ci découle d'un souhait, dans l'autre d'une peur. Même si elles sont en partie contradictoires, les deux manifestations symptomatiques peuvent être associées. On constate que l'attitude globale de ces patients traduit le désir très clair d'être malade tout en ayant peur de l'être sérieusement. Si on accepte que l'homme puisse souvent être ambivalent dans ses aspirations, il n'y a pas en cela de contradiction. Il est donc possible de séparer les symptômes découlant de l'un et l'autre processus selon la même règle que précédemment, d'autant que les descriptions hystériques ne sont jamais aussi vivantes et pittoresques que celles des hypocondriaques sensoriels.

La personnalité épileptoïde ne développe pas de névrose hystérique, mais peut présenter des réactions de cette nature. Ce type de combinaison est très défavorable. Il en résulte non seulement une prédisposition à présenter des réactions impulsives, instinctuelles ou affectives, en même temps qu'une disparition des influences inhibitrices avec le processus hystérique de refoulement. Dès lors, les comportements antisociaux deviennent particulièrement fréquents.

Notre description des névroses hystériques a surtout mis en avant le côté socialement mal perçu de leurs comportements démonstratifs. C'est la seule forme de névrose pour laquelle les patients ne souffrent pas de leurs symptômes, mais les génèrent eux-mêmes par le mécanisme de refoulement. Pour éviter une généralisation abusive, il faut encore une fois rappeler que les personnalités démonstratives ont aussi de bons côtés.

Mais nous ne traitions ici que des formes névrotiques.

Présentation de la pathologie psychosomatique

Dans la névrose hypocondriaque sensorielle, les craintes sont à l'origine de véritables symptômes en l'absence de pathologie organique. L'hypocondriaque peut ainsi croire aussi longtemps qu'il le souhaite être malade d'un organe, sans le devenir en réalité. Cependant le psychisme a aussi un impact sur la biologie du corps et favoriser un infarctus du myocarde ou un ulcère duodénal. Dans ce cas, il ne s'agit pas d'une conséquence d'une névrose, en tout cas pas d'une conséquence directe. Aucune des formes de névrose que nous avons mentionnées n'entraîne de changement au niveau organique.

La cause des maladies psychosomatiques ne se trouve pas dans un trait de caractère spécifique qui évoluerait vers une névrose, mais d'un état de tension psychique globale. Par conséquent, une névrose hystérique, dans laquelle les affects peuvent toujours être déchargés, ne prédispose pas à une pathologie organique, à l'inverse d'une névrose anankastique, en particulier lorsqu'une attitude vicieuse et des préoccupations produisent de fortes tensions psychiques.

Mais généralement ces dernières s'observent plus fréquemment chez des individus qui ne savent pas se détendre sans être névrosés par ailleurs. Ainsi les grands travailleurs comme les managers sont plus à risque. Il en est de même des personnes dont le sens du devoir est tellement développé qu'elles tendent à tout porter sur leurs épaules. L'état de tension chronique agit sur le corps principalement par l'intermédiaire du système nerveux végétatif. Ainsi on peut observer que la vascularisation de la muqueuse digestive et que les sécrétions des glandes gastriques dépendent du niveau d'excitation psychique. Il est encore plus commun d'observer une corrélation entre la fréquence cardiaque, la pression artérielle et les évènements de la vie psychique. Ainsi les pathologies psychosomatiques, c.-à-d. secondaires ou favorisées par l'état psychologique, ont une physiopathologie dépendant de l'état végétatif et en particulier de la vasomotricité. Il est à noter que l'ulcère gastrique est moins dépendant des événements de la vie psychique que l'ulcère duodénal.

Les tensions qui sont à l'origine de pathologies psychosomatiques peuvent avoir une origine extérieure comme par exemple une charge de travail démesurée ou des conflits. Lorsque la cause est intérieure, liée à la nature du sujet, l'infarctus du myocarde est plus fréquent chez les grands travailleurs et l'ulcère duodénal plus fréquent chez les personnes ayant le sens du devoir.

Névrose de l'enfant

Les névroses de l'enfant ont une présentation très différente des névroses de l'adulte. Ceci est principalement le fait d'une dépendance beaucoup plus importante de l'enfant à l'égard des autres personnes. Un adulte est plus ou moins indépendant dans la société. Face à des événements déplaisants, il est capable de se défendre en se battant ou en fuyant. Lorsqu'aucune de ces stratégies n'est possible, il reste une personne libre capable de réfléchir à sa situation. Chez l'enfant, c'est différent. Il ne peut pas échapper à l'influence des adultes qui l'éduquent. La société ne lui reconnaît pas les mêmes libertés qu'un adulte ni la possibilité de les défendre ; il reste subordonné à l'adulte, sans compter que le développement de son intelligence et de son expérience le défavorise dans toute tentative de contestation. Pour la même raison il lui est difficile de se libérer de toute influence extérieure dans le développement de sa personnalité. Il en résulte qu'une large part des troubles du comportement de la petite enfance est le produit d'erreurs éducatives.

C'est particulièrement le cas pour ce que j'ai appelé une éducation à balancier, grande source de troubles de comportement du jeune enfant. Certains éducateurs, particulièrement les mères trop douces, ont tendance à ne pas rester fermes lorsqu'elles sont confrontées à l'opposition de leurs enfants. Dans de telles conditions, ces derniers prennent l'habitude de résister lorsqu'il leur est demandé de faire quelque chose de désagréable. Mais l'éducateur doit contraindre l'enfant, même s'il ne lui veut que du bien, et cela est fréquent puisque dans un état civilisé aucun enfant ne peut grandir au gré de ses instincts et de ses désirs. Ainsi, l'éducateur passe d'une clémence excessive à une intransigeance agacée pour venir à bout de l'opposition de l'enfant. L'enfant en ressort blessé, ce qui renforce sa volonté de s'imposer la fois suivante, et ainsi de suite, il s'enferme dans une attitude combative vis-à-vis de l'éducateur de façon analogue au mécanisme de va-et-vient des processus névrotiques. Cela débute souvent au moment de la phase d'opposition, c.-à-d. aux alentours de 3 ans, lorsque l'enfant commence à s'opposer. Cela aura un impact défavorable sur l'enfant lui-même qui peut devenir neurasthénique. On parle dans ce cas d'un enfant "nerveux", qui est agité, hyperactif et inattentif[68].

Si l'éducateur ne laisse pas assez de liberté, il rend l'enfant trop dépendant de lui-même et ne lui donne pas suffisamment l'occasion de se confronter aux autres, et en particulier aux autres enfants. Par-là, il empêche son évolution vers une personnalité indépendante, nécessaire lorsqu'il s'agira de s'affirmer vis-à-vis de ses paires. Il est fréquent que de tels "garçons à sa maman" soient victimes de vexations de la part des autres enfants, n'ayant pas eu l'occasion d'apprendre à se comporter avec leurs paires. A un degré au-dessus, l'enfant peut devenir le souffre-douleur des autres, alors qu'il est déjà timide de nature et par là même peu apte à se défendre.

Un simple déficit éducatif a déjà des répercussions sur l'apprentissage de la propreté. Les enfants qui ne sont pas astreints à la propreté dès les premières années de la vie souffrent souvent par la suite d'énurésie, voire d'encoprésie. Il est à noter qu'il est souvent très difficile de rattraper ce retard éducatif. Alors que dans les premières années l'apprentissage de la propreté est assez facile chez la très grande majorité des enfants, il devient par contre très compliqué ultérieurement. Il semble que les réflexes conditionnés nécessaires à cela soient plus faciles à apprendre dans les premières années. De plus, la disposition à ce type d'apprentissage est moins favorable chez les enfants plus âgés. L'effort anxieux qu'ils génèrent pour satisfaire la demande semble parfois plus perturber que favoriser le développement des réflexes. Enfin, l'opposition est plus marquée chez des enfants plus âgés. Ainsi, il n'est pas rare d'observer la réapparition d'une énurésie ou d'une encoprésie nocturne après la naissance d'un petit frère ou d'une petite sœur, pour ramener sur eux l'attention de la mère. Il ne faut pas négliger non plus l'impact que cela pourra avoir lors de l'entrée à l'école. Les enfants qui jusqu'à cet âge n'ont jamais été tenus à la moindre contrainte ne parviendront pas à être suffisamment endurants face à celles de la scolarité. Et l'épuisement à devoir faire face à leurs obligations peut générer une neurasthénie.

Pour qu'une névrose de l'adulte puisse être observée chez l'enfant, elle ne doit pas nécessiter d'élaboration interne importante. L'enfant vit encore totalement vers l'extérieur, ne réfléchit que peu et n'a pas encore la persévérance nécessaire.

Il n'existe pas de processus paranoïaque avec une tendance à la fixation délirante chez l'enfant. Mais lors de comportements de révolte vis-à-vis des éducateurs, on peut observer des sentiments de haine qui tiennent de

---

[68] Bien que le syndrome d'hyperactivité avec déficit d'attention n'était pas connu de Leonhard, il semble qu'il décrive là ce type de comportement : "*Man spricht in diesem Fall von einem "nervösen" Kind, das unruhig, zappelig und unkonzentriert ist.*"

l'affect paranoïaque. Un trait de caractère paranoïaque ou/et une éducation à balancier peuvent être responsables d'une telle attitude. Même la jalousie contient un affect paranoïaque. Très fréquente chez l'enfant, elle concerne préférentiellement les puinés.

Les névroses hypocondriaques sont exceptionnelles chez l'enfant. Il peut certes avoir peur d'être malade à un moment, mais cette crainte est généralement vite oubliée. Ce n'est que lorsque l'adulte projette sur l'enfant ses propres craintes, que la référence constante à celles-ci peut induire un comportement hypocondriaque.

De même le trouble obsessionnel compulsif est rare chez l'enfant. D'habitude il n'apparaît qu'après la puberté. Même pour ce type de processus, la psyché de l'enfant a des capacités insuffisantes à maintenir une orientation ou un affect.

De même que pour la névrose hypocondriaque, on ne peut observer de névrose hystérique fixée chez l'enfant que dans le cas où le comportement des adultes en encourage les manifestations. En revanche, des réactions hystériques passagères, par lesquelles l'enfant cherche à éviter quelque chose de désagréable, sont fréquentes. Les troubles physiques que génère la crainte d'un travail scolaire peuvent être directement psychosomatiques, l'état de tension pouvant par exemple déclencher une diarrhée ou un vomissement. Cependant si les symptômes ne correspondent pas à ceux observés en cas de pathologie organique, mais correspondent plus aux représentations de l'imaginaire de l'enfant, il s'agit de symptômes hystériques. Il n'est pas nécessaire que l'enfant ait de traits prédisposants pour avoir de telles réactions qui sont très fréquentes à cet âge. De même, les petits mensonges et les duperies par lesquelles les enfants cherchent à échapper aux choses désagréables ou veulent se mettre en valeur, n'ont aucune signification pathologique et cela d'autant moins que l'enfant est jeune, c.-à-d. lorsque la distinction entre souvenirs et imaginaire reste fragile.

Parmi les névroses de performance, le bégaiement apparaît presque toujours à l'âge infantile. En effet, il se greffe plus facilement chez l'enfant qui a encore des difficultés à s'exprimer que chez l'adulte. De plus la commande articulatoire est moins solidement automatisée chez l'enfant. Enfin il existe chez l'enfant une plus grande disposition aux tensions anxieuses qui sont à l'origine de la perturbation du processus articulatoire.

Les tics sont une forme fréquente de névrose de l'enfant. Cela tient au fait que ce trouble émerge préférentiellement d'une agitation nerveuse. Les enfants agités qui ont des secousses de-ci de-là présentent parfois l'un ou l'autre mouvement ayant la forme d'un tic, généralement celui-là même qu'il tente de bloquer par une attention accrue lorsque les adultes le lui font remarquer.

Concernant la possibilité de développer une dépression réactionnelle sévère, l'enfant manque à la fois de constance et de capacité à appréhender la portée d'événements tristes. En revanche, il peut présenter des réactions anxieuses dont les raisons peuvent ou non avoir des raisons compréhensibles et mener à des actes impulsifs, parfois même au suicide.

Si les troubles du comportement de l'enfant découlent principalement de facteurs environnementaux, et particulièrement d'erreurs éducatives, il ne faut pas pour autant négliger le fait que les mêmes traits de personnalité qui prédisposent l'adulte à développer une névrose, sont souvent déjà observables dès l'enfance. C'est seulement après les avoir recherchés qu'il est possible d'avoir une compréhension globale des mécanismes du trouble et de mettre en place une thérapie adaptée.

Chez l'enfant, ce ne sont pas les troubles de la personnalité, qui suffisent à générer ces comportements, c.-à-d. en l'absence d'un contexte défavorable. Il s'agit plutôt de traits de caractère tels qu'il est possible de les observer également chez les personnes normales. Ceux-ci sont souvent reconnaissables dès l'enfance. Ainsi on reconnaît des enfants hyper-consciencieux qui s'en tiennent aux règles en prenant beaucoup trop sur eux pour leur âge. On reconnaît également des enfants émotifs qui ont tendance à pleurer facilement. A noter qu'une anxiété anormale dirigée vers un objet extérieur se manifeste plus intensément chez l'enfant que chez l'adulte. Il en est de même du trait hyperthymique qui a tendance à se manifester plus grossièrement que chez l'adulte, puisque les enfants sont déjà vifs par eux-mêmes. Avec ce trait de caractère, on peut observer une agitation problématique qui n'est que la manifestation d'une hyperactivité[69] continue. Une éducation stricte a peu d'influence sur celle-ci et peut avoir des effets délétères en cas d'excès avec l'apparition d'un état neurasthénique. L'hyperactivité des enfants hyperthymiques ne doit pas être confondue avec l'hypermétamorphose[70] plus primitive observée chez des enfants encéphalitiques. Un trait de caractère de type incontrôlé peut également être à l'origine de difficultés éducatives. Les réactions primitives de ce trait de caractère se manifestent dans l'enfance par des

[69] *Umtriebigkeit* : agitation guidée par l'environnement (NdT).

[70] Hypermétamorphose, se réfère ici aux comportements d'attirance excessive et indiscriminée aux stimuli visuels. Il s'agit d'un des symptômes du syndrome de Kluver et Bucy. En cas de difficulté, le diagnostic différentiel avec une hyperactivité se fait en plaçant l'individu dans un lieu appauvri en stimuli visuels (lieu épuré, peu d'objets à saisir). On observe une nette réduction de l'agitation (NdT).

explosions de colère et des fugues, de même que par des mensonges impulsifs et par le vol d'objets attrayants pour la psyché de l'enfant. Le trait de caractère hystérique s'accompagne plus souvent encore d'une malhonnêteté faite de mensonges et de larcins. Mais dans ce cas, les enfants font aussi preuve d'une bonne capacité d'adaptation aux adultes. Le trait de caractère paranoïaque joue également un rôle non négligeable. L'enfant est alors très sensible aux injustices réelles ou imaginaires, manifeste une forte ambition et tend à vouloir se mettre en valeur par rapport aux autres. S'il ne peut pas briller par ses performances, il le fait parfois par sa désobéissance. Dans ce cas, il faut faire le diagnostic différentiel avec la volonté de capter l'attention d'un enfant ayant un trait hystérique qui fait preuve d'une capacité d'adaptation bien meilleure.

On ne devrait parler de trouble de la personnalité qu'avec la plus grande réserve face à ces traits de caractère de l'enfant, car il n'est pas encore possible de prendre en compte les effets des expériences de la vie. Dans chaque cas, on peut avoir l'espoir qu'après avoir présenté les troubles du comportement les plus grossiers, l'enfant puisse évoluer favorablement surtout si on adapte les mesures éducatives aux traits de caractère de l'enfant.

Il convient de souligner une fois de plus l'importance du contexte et de l'environnement dans la démarche diagnostique chez l'enfant. Toutes les formes de troubles du comportement sont susceptibles de n'avoir comme seule cause que des erreurs éducatives.

TABLEAU DES DIAGNOSTICS DIFFERENTIELS

	Symptôme	Caractéristique pour	Attire l'attention sur
1	Humeur anxieuse, craintive, inquiète	Psychose anxiété-félicité	Dépression soupçonneuse Paraphrénie affective Catatonie périodique
2	Dépression labile, instable ou réactionnelle	PMD	
3	Dépression stable non réactionnelle	Mélancolie pure Dépression pure (++ auto-supliciante)	PMD Paraphrénie affective
4	Dépression sur une thématique précise	Dépression hypocondriaque Dépression soupçonneuse Dépression indifférente	
5	Elation de l'humeur instable, labile ou irritabilité	PMD	
6	Elation de l'humeur stable	Manie pure Euphorie pure	PMD Paraphrénie affective
7	Humeur euphorique pathétique	Psychose anxiété-félicité Euphorie exaltée	
8	Alternance rapide entre anxiété (angoisse) et euphorie	Psychose anxiété-félicité	PMD
9	Aplatissement, affaiblissement, émoussement des affects	Hébéphrénies systématisées Catatonies systématisées Paraphrénies systématisées	Cataphasie
10	Idée de référence avec anxiété	Psychose anxiété-félicité Dépression soupçonneuse	Psychose confusionnelle Paraphrénie affective

	Symptôme	Caractéristique pour	Attire l'attention sur
11	Idée de référence dans un état de perplexité et d'inhibition	Psychose confusionnelle	Psychose anxiété-félicité Cataphasie
12	Idée de référence avec méfiance et hostilité	Paraphrénie affective	Paraphrénie systématisée
13	Idée de signification en raison d'un état de perplexité	Psychose confusionnelle	Cataphasie
14	Sentiment d'incapacité, d'insuffisance, d'indignité	PMD Mélancolie pure	
15	Idées (± délirantes) découlant d'une anxiété	Psychose anxiété-félicité Dépression soupçonneuse Dépression agitée	PMD Paraphrénie affective Catatonie périodique
16	Auto-accusation (Selbstvorwürfe)	PMD	Mélancolie pure Dépression auto-supliciante
17	Auto-dévalorisation	Dépression auto-supliciante	PMD
18	Idée de ruine	PMD Mélancolie pure	
19	Idées hypocondriaques	Dépression hypocondriaque Euphorie hypocondriaque Psychose anxiété-félicité	PMD Paraphrénie affective
20	Sentiment de détachement du corps, d'être étrangé à son corps (dépersonnalisation)	Dépression hypocondriaque	Hébéphrénies systématisées
21	Sentiment de détachement par rapport à ses sentiments, son ressenti (dépersonnalisation)	Dépression indifférente	PMD Hébéphrénies systématisées
22	Plaintes et demandes insistantes stéréotypées	Dépression agitée	Hébéphrénies systématisées

	Symptôme	Caractéristique pour	Attire l'attention sur
23	Irritation avec agressivité	Paraphrénie affective Catatonie périodique	Psychose motrice
24	Idées (± délirantes) découlant d'un bonheur, d'une joie	Psychose anxiété-félicité Euphorie exaltée	Cataphasie
25	Idée de rédemption au travers du sacrifice de sa personne	Psychose anxiété-félicité	
26	Confabulations par falsification ou erreur de mémoire	Euphorie confabulante Paraphrénies systématisées	Cataphasie
27	Idées de grandeur désinvoltes, peu prises au sérieux	Manie pure Euphorie confabulante	PMD
28	Idées de grandeur solide, stable	Paraphrénies systématisées Paraphrénie affective	Manie pure Euphorie confabulante
29	Érotomanie	Paraphrénie affective	
30	Idées fantastiques	Paraphrénies systématisées	Paraphrénie affective Cataphasie
31	Erreur d'identification des personnes à caractère transitoire, fugitif	Psychose confusionnelle	
32	Erreur d'identification des personnes à caractère affectivement chargé	Paraphrénie affective	
33	Erreur d'identification des personnes à caractère absurde	Paraphrénies systématisées	Paraphrénie affective
34	Illusions visuelles	Psychose anxiété-félicité	Euphorie exaltée Paraphrénies systématisées

	Symptôme	Caractéristique pour	Attire l'attention sur
35	Hallucinations intrapsychiques, voix intérieures	Dépression auto-supliciante Dépression soupçonneuse Euphorie exaltée Psychose anxiété-félicité	PMD
36	Hallucinations acoustico-verbales extérieures à soi	Paraphrénies systématisées Catatonies systématisées Hébéphrénies systématisées Paraphrénie affective	
37	Hallucinations acoustico-verbales dans le cadre d'une perplexité	Psychose confusionnelle	
38	Hallucinations acoustico-verbales conditionnées par l'affect (anxiété, exstase)	Psychose anxiété-félicité Dépression soupçonneuse Euphorie exaltée	
39	Sensations corporelles	Paraphrénies systématisées Paraphrénie affective	Psychose anxiété-félicité
40	Inhibition de la pensée	Psychose confusionnelle Mélancolie pure PMD	Cataphasie
41	Fuite des idées	PMD Manie pure	Psychose confusionnelle Cataphasie Paraphrénie affective
42	Incohérence de l'ordonnancement des phrases	Psychose confusionnelle Psychose motrice Cataphasie	PMD
43	Incohérence de choix thématique	Psychose confusionnelle	

	Symptôme	Caractéristique pour	Attire l'attention sur
44	Pensée paralogique (relâchement des associations, coq à l'âne, déraillement, contamination)	Cataphasie Paraphrénies systématisées Catatonies systématisées	
45	Logorrhée, besoin de parler, pression de parole	Manie pure Euphorie confabulante PMD Psychose confusionnelle Cataphasie	
46	Erreurs linguistiques (agrammatisme, paragrammatisme, néologisme)	Cataphasie Paraphrénies systématisées Catatonies systématisées	
47	Agitation psychomotrice avec augmentation des mouvements réactifs et expressifs	Psychose motrice	PMD
48	Agitation psychomotrice avec déroulement parakinétique	Catatonie périodique	Catatonies systématisées
49	Ralentissement psychomoteur	Psychose motrice PMD Mélancolie pure	
50	Hyperactivité orientée vers un but	Manie Pure PMD	
51	Stupeur avec perplexité	Psychose confusionnelle	Cataphasie
52	Stupeur avec dépression	PMD	Psychose motrice
53	Stupeur avec motricité rigide	Psychose motrice	
54	Stupeur avec postures stéréotypées et mouvements stéréotypés	Catatonie périodique	Catatonies systématisées

	Symptôme	Caractéristique pour	Attire l'attention sur
55	Stupeur avec apathie	Cataphasie	Catatonie périodique
56	Réduction de la motivation avec posture rigide	Catatonie périodique Catatonies systématisées	
57	Réduction de la motivation avec négativisme	Catatonie périodique Catatonies systématisées	
58	Réduction de la motivation avec hyperkinésies isolées, sporadique (grimaces, stéréotypies, gestes impulsifs, agressivité)	Catatonie périodique	Catatonies systématisées

INDEX

Cataphasie, 37
Catatonie
  A réponses précipitées, 32
  Inertielle, 31
  Maniérée, 27
  Négativiste, 29
  Parakinétique, 28
  Périodique, 40
  Proskinétique, 30
Dépression
  Agitée, 59
  Hypocondriaque, 62
  Indifférente, 63
  Névrotique ou réactionnelle, 101
  Soupçonneuse, 61
  Tourmentée, 60
Dystonies de fonction, 90
Erythrophobie, 93
Euphorie
  Confabulatoire, 64
  Exaltée, 64
  Hypocondriaque, 64
  Improductive, 64
  Indifférente, 64
Frigidité, 76
Hébéphrénie
  Autistique, 26
  Bizarre, 24
  Niaise, 24
  Superficielle, 25
Impuissance psychogène. *See* Frigidité
Manie pure, 57
Masochisme, 78
Mélancolie pure, 57
Neurasthénie. *See* Dépression réactionnelle
Névrose
  De l'enfant, 108
  De performance, 89
  Hypocondriaque, 96
  Hystérique, 102
  Obsessionnelle, 84
Paranoïa, 35, 82
Paraphrénie
  Affective, 35
  Confabulatoire, 18
  Expansive, 22
  Fantastique, 16
  Hypocondriaque, 19
  Incohérente, 15
  Phonémique, 21
Personnalité
  Anankastique, 68
  Démonstrative, 70
  Epileptoïde, 67
  Héboïde, 75
  Hyper-méticuleuse, 69
  Hyper-obstinée, 71
  Hystérique, 69
  Incontrôlée, 68
  Instable, 74
  Paranoïaque, 70
  Schizoïde, 75
Psychose
  Anxiété-félicité, 44
  Confusionnelle, 45
  Maniaco-dépressive, 49
  Motrice, 47
Psychoses cycloïdes, 43
Réaction hystérique, 102
Sadisme, 78
Schizophrénies non systématisées, 34
Somatisation, 107
Tempérament
  Anxieux, 74
  Cyclothymique, 72

Diagnostics différentiels

Emotif, 71
Hyperthymique, 72
Lunatique, 73
Réactif-labile, 71
Sub-dépressif, 72
Temprérament
Energique, 73
Tics psychogènes, 92